经筋与针刀

主　编　王海东

副主编　李伟青　田雪梅　邱连利

编　委（按姓氏笔画排序）

王若州　王海东　王鹏飞　王煜瑄　田雪梅

乔龙辉　刘佩瑶　李伟青　李福星　杨　红

杨丹娜　邱连利　何赛飞　汪　婧　张　叶

张　浩　张　敏　范志刚　金芳梅　封歌俊

人民卫生出版社

·北　京·

图书在版编目（CIP）数据

经筋与针刀/王海东主编. —北京：人民卫生出版社，2022.10（2023.5 重印）

ISBN 978-7-117-33754-0

Ⅰ. ①经… Ⅱ. ①王… Ⅲ. ①经筋 - 研究 ②针刀疗法 - 研究 Ⅳ. ①R224.1 ②R245.31

中国版本图书馆 CIP 数据核字（2022）第 189743 号

人卫智网	www.ipmph.com	医学教育、学术、考试、健康，购书智慧智能综合服务平台
人卫官网	www.pmph.com	人卫官方资讯发布平台

经筋与针刀

Jingjin yu Zhendao

主　　编：王海东
出版发行：人民卫生出版社（中继线 010-59780011）
地　　址：北京市朝阳区潘家园南里 19 号
邮　　编：100021
E - mail：pmph @ pmph.com
购书热线：010-59787592　010-59787584　010-65264830
印　　刷：廊坊一二〇六印刷厂
经　　销：新华书店
开　　本：710×1000　1/16　印张：14
字　　数：201 千字
版　　次：2022 年 10 月第 1 版
印　　次：2023 年 5 月第 2 次印刷
标准书号：ISBN 978-7-117-33754-0
定　　价：58.00 元

打击盗版举报电话：**010-59787491**　**E-mail：WQ @ pmph.com**
质量问题联系电话：**010-59787234**　**E-mail：zhiliang @ pmph.com**
数字融合服务电话：**4001118166**　**E-mail：zengzhi @ pmph.com**

前　言

本书是在王海东教授主编的《常见风湿骨病针刀规范治疗》一书基础上，经过多年临床实践编写而成。"经筋"一词首见于《黄帝内经》，并有《灵枢·经筋》专篇详述。中医经典记载中，以筋命名的概念可见于"宗筋""大筋""小筋""刚筋""柔筋"等。十二经筋是经络系统的重要组成部分，是附属于十二经脉的筋肉系统，具有结、聚、散、络等特点。经筋涉及面广，几乎涵盖了所有软组织，这对指导针刀临床实践具有重要意义。

本书在内容上分为总论及各论两部分：总论介绍了中医传统的经筋理论，以及如何在其指导下进行针刀临床。各论分为十四章，介绍了经筋的循行与分布、相关解剖结构、经筋解结术及典型案例。其中，主编团队结合多年临床实践总结的数十种针刀经筋解结术为本书重点内容，为使读者能够更好地掌握该技术，书中还附有大量图片和相关案例，较为完整地展现了经筋理论指导下的针刀操作方法。总之，本书以经筋理论为基础，结合现代解剖学等相关学科内容，突出中医整体特色，理论与实践相结合，图文并茂，适合基层一线具有较高针刀操作技能的医务工作者阅读参考。

我们在本书编写过程中，力求概念准确，解剖结构清晰，操作简单，安全有效，体现科学性、系统性和实用性，但限于编者水平，书中难免有不足之处，恳请各位读者提出宝贵意见，以便今后修订完善。

编　者

2022 年 4 月 8 日

目　录

／ 总　论 ／

／ 各　论 ／

总　论

第一章 经筋理论

第一节 经筋本义

一、经筋实质

湖南长沙马王堆汉墓出土的帛书《足臂十一脉灸经》和《阴阳十一脉灸经》最早提出"经络"一词,而"经筋"一词的记载首见于《黄帝内经》。《黄帝内经》分为经脉篇和经筋篇,系统论述经脉学理论和经筋学理论,分别成为中医针灸疗法和经筋疗法的理论基础。中医经典记载中,以筋命名的概念可见于"宗筋""大筋""小筋""膜筋""刚筋""柔筋""缓筋"等。十二经筋是经络系统的重要组成部分,是十二经脉之气输布于筋肉骨节的体系,是附属于十二经脉的筋肉系统。其具有结、聚、散、络的特点。《素问·痿论》言"宗筋主束骨而利机关也",指出经筋具有约束骨骼,屈伸关节,维持人体正常运动功能的生理作用。

《黄帝内经》所述的经筋,其实质究竟是什么?历代医家各持己见。张介宾认为:"愚按十二经脉之外而复有所谓经筋者,何也?盖经脉营行表里,故出入脏腑,以次相传,经筋联缀百骸,故维络周身,各有定位。"而现代医家经过研究,对经筋实质的解释主要有两种,一种认为经筋是十二经脉连属的筋肉系统,另一种认为经筋是神经系统,两者各有根据。《说文·筋部》云:"筋,肉之力也""从力,从肉,从竹""竹,物之多筋者"。竹、肉、力结合起来是指能产生力量的纤维组织。现代医学研究表明,人体能够产生力量是靠神经冲动的传导与肌肉的收缩和舒张。因此,笔者认为,《黄帝内经》中所论述的经筋就是指神经和筋肉两大系统。经筋的实质,虽历代医家各持己见,但可总结出一个共同点,即经筋涉及面广,几乎涵盖了所有软组织,其确定了经筋即为针刀治疗的对象,这对指导针刀临床实践具有重要意义。

二、经筋的生理特点

中医学认为经筋的主要生理特点是"束骨而利机关",并且表明筋的生理结构与关节有着密切联系,如《素问·五脏生成》记载"诸筋者,皆属于节"。经筋还具有连缀四肢百骸的功能,如《类经·十二经筋结支别》中有经筋"联缀百骸"的描述,由于经筋具有"会于节"的生理特性,所以经筋聚集最丰富的部位是"惟四肢溪谷之间",而经筋的大体分布规律为"皆起于四肢指爪之间,而后盛于辅骨,结于肘腕,系于膝关,联于肌肉,上于颈项,终于头面,此人身经筋之大略也"。经筋的结构和分布特性,决定了它具有协调肌肉舒缩的功能。"筋为刚,肉为墙"强调经筋的强健而有力,对人体重要脏器具有保护作用。

第二节 经 筋 病

一、概述

《灵枢·经筋》最早提及经筋病,可将其概括为"其病当所过者,支痛及转筋"。《素问·长刺节论》曰:"病在筋,筋挛节痛,不可以行,名曰筋痹。"经筋主束骨而利机关,是附属于十二经脉的筋肉系统,经筋病属"痹证""筋痹"范畴,多是指在各种致病因素的作用下,导致人体筋肉组织系统发生病变,主要表现为筋肉系统的急慢性损伤,如疼痛、强急、拘挛、转筋、痿软及不同程度的功能障碍。临床上大多数肌肉、关节、肌腱、韧带、神经等病变皆可归为经筋病,如颈椎病、腰椎间盘突出症、膝骨关节炎、肩周炎、风湿病、面肌痉挛、面瘫、偏瘫、肌腱炎、腱鞘炎、腱鞘囊肿、坐骨神经痛、跟腱炎、扭挫伤等。

二、病因病机及病理表现

1. 病因病机　经筋病的病因可分为外因和内因两个方面。

从外因来看,经筋可因感受风寒湿邪而致病。经筋循行于四肢和躯干头面部,风寒湿之邪侵袭皮肉筋骨,致筋脉气血不和,闭阻不通则为痹。正如《素问·痹论》曰:"风寒湿三气杂至,合而为痹……在于筋则屈不伸。"《素问·长刺节论》曰:"病在筋,筋挛节痛,不可以行,名曰筋痹。"明确了经筋病可累及关节,造成关节功能失常,引起关节痹痛。《灵枢·五癃津液别》又阐述了"寒留于分肉之间,聚沫则为痛",及《灵枢·周痹》"风寒湿气,客于外分肉之间,迫切而为沫,沫得寒则聚,聚则排分肉而分裂也,分裂则痛"。提出邪气引起的经筋炎症、粘连、撕裂引发痹痛的机制。风性善行而数变,经筋受邪,则痛处不定,易于游走;寒为阴邪,其性收引,致气血凝涩不通,经筋受寒则收缩而挛急,以致拘挛作痛,痛剧,甚则屈伸不利;湿性黏滞,以阻滞气机,经筋蕴湿,病变部位以沉重酸困为主,痛势较轻,可肿,舌淡体胖,苔白腻,脉濡缓。正如《灵枢·经筋》所云:"(颊筋)有热则筋弛纵缓。"《素问·生气通天论》曰:"湿热不攘,大筋软短,小筋弛长。"热为阳邪,其性燔灼,病变部位红、肿、热、痛,痛势剧烈;湿热郁遏经筋,易耗气伤津,气津不足则经筋失于濡润温煦,而致纵缓不收。另外,跌扑损伤等亦可致经筋受损,跌扑劳损则致瘀血阻滞经筋。

从内因来看,肝胆热盛、脾胃虚弱等亦可导致经筋病。正如《素问·痿论》所说:"肝气热,则胆泄口苦筋膜干,筋膜干则筋急而挛。"《素问·四时刺逆从论》言:"少阳有余,病筋痹胁满……时筋急目痛。"肝胆火热,致肝脉不荣,因肝为刚脏,则使筋急,表现为经筋拘挛疼痛,头目胀痛,烦躁,舌红,脉弦。阳气损伤则致筋纵,肝血亏虚,无力充养筋脉,筋脉失养则干枯挛缩。又如《素问·生气通天论》曰:"阳气者,精则养神,柔则养筋。"经筋得阳气温养则柔韧刚劲,若阳气损伤,经筋失其温养则弛纵不用。脾胃乃气血生化之源,饮食不节或思虑过度易损伤脾胃,脾胃虚弱则气血化生乏源,经筋失于濡养则弛纵不收。另外,"酸伤筋,辛胜酸""多食辛,则筋急而爪枯""酸走筋,多食之,令人癃""味过于辛,筋脉沮弛"等论述强调五味太过均可致病;"阳气者,大怒则形气绝……有伤于筋""形数惊恐,经络不通""久行伤筋"等论述提出情志太过及过度劳倦亦可导致筋伤。

2. 病理表现 《黄帝内经》论述了经筋病的病理表现:"膝者筋之府,屈伸不能""痹……在于筋则屈不伸""经筋之病,寒则反折筋急,热则筋弛纵不收,阴痿不用。阳急则反折,阴急则俯不伸"。以上说明经筋的病理变化为筋急与筋纵。筋急的主要表现为人体经筋组织发生拘急、痉挛、扭转、强直,甚至发生"痫瘛""脊反折""痉",以及足少阴筋病的"引颊移口""舌卷""阴缩入"等病候;筋纵的主要表现是人体经筋组织弛纵不收和肢体痿废不用两方面,如足阳明筋病"热则筋纵,目不开……有热则筋弛纵,缓不胜收,故僻",足少阳筋病"右足不用"和足厥阴筋病"阴器不用"等。

三、治疗

《灵枢·刺节真邪》曰:"一经上实下虚而不通者,此必有横络盛加于大经,令之不通,视而泻之,此所谓解结也。"其中,"解结"可被认为是一种具体的治疗方法。孙思邈在《备急千金要方》中首提"阿是穴",认为不问腧穴,直取痛点即有良好的治疗效果,为临床诊断经筋病提供了另一个思路。

1. 治疗原则 《灵枢·经筋》提出"治在燔针劫刺,以知为数,以痛为输"的理论,强调"以痛为输",即以经筋病灶作为治疗的主要部位。而针刀作为中西医结合的经典产物,源于中医。因此,以经筋理论指导针刀治疗经筋病变,是确实可行的一种治疗手段。同时,针刀的治疗机制主要在于松解,通过松解病灶处的粘连、瘢痕等病理产物,解除粘连对感觉神经末梢的牵连及压迫,破坏局部病理构架,恢复动态力学平衡,以解除症状。而经筋理论治疗原则的关键在于解结,其认为经筋"结""聚"处,是经脉痹阻、气血不通的多发场所。"松解"与"解结"看似分属不同的治疗手段,实则两者有共通之处,目的均是解除经筋的卡压与粘连。故以经筋理论指导针刀治疗,不仅可以提高临床疗效,还为针刀的临床运用拓宽了道路。故经筋病"解结"的治疗原则为:治筋求本,筋骨并重。

2. 治疗方法 《景岳全书》提到"痉之为病,强直反张病也,其病在筋脉。筋脉拘急,所以反张。其病在血液,血液枯燥,所以筋挛",指出经筋病位不同所对应的表现。经筋病,分"皮脉肉筋骨"不同层次,辨其病位所在,病在肌膜(可累及肌肉)、筋膜者居浅部;病在韧带肌腱者居中部;病及骨骼关节者病位深。同时应以十二经筋辨证为主,经筋病的病位辨证多是以经筋病灶点为依据,以多个病灶点的连线确定其所属经筋。在人体中,力通过筋作用于骨,其着力点正在肌腱、韧带与骨的结合部,即经筋"结""聚"之处,经筋病变会导致人体生物力学的改变。从病理角度解释,经筋"结""聚"则为经筋结灶点,卡压神经、肌肉组织,引起神经敏感性增强而致痛,并使局部组织的血液循环受阻,组织缺血、缺氧,最终使微循环障碍。《灵枢·经水》云:"审切循扪按,视其寒温盛衰而调之,是谓因适而为之真也。"《医宗金鉴·正骨心法要旨》说"以手扣之,自悉其情……摸者,用手细细摸其所伤之处……筋强、筋柔、筋歪、筋正、筋断、筋走。"是故现代研究经筋的医家均十分注重切诊中的"摸法",即经筋病灶点的检查方法,现简述如下:

(1)根据患者主诉,初步判定哪条或哪几条经筋发病或受阻不通,而直接以手法检查该经筋循行所过之处,查出明显的及隐伏的阳性病灶,即为筋结。

(2)检查时,分别以拇指、示指对受检经筋区域由浅入深、分层搜查病灶筋结,使用按、压、捏、摸、弹拨、钳夹、叩击等手法,由轻而重,诊察相关经筋循行分布之处有无条索、结节、酸胀感、疼痛等敏感点或敏感区。尤应注重经筋的起止附着点、交会点、狭窄点、成角点、拐弯点、摩擦点、受力点及应力点等。对经筋循入的溪谷、凹陷、缝隙等处,应循着经筋走行线路的延伸方向加以追踪诊察,以查出隐蔽状态的阳性病灶。

(3)确定痛点是寻找病灶最直接的方法,确定筋结病灶点,予以"解结"。《素问·缪刺论》和《灵枢·官针》等篇记载了多种刺法,包括关刺、恢刺、短刺等早期经筋病治疗的基本操作手法。《针灸甲乙经》在《黄帝内经》的基础上提出了"淬刺者刺寒急也,热则筋纵不收,无用燔针劫刺",即经筋病予以火针治疗的方法。《灵枢·刺节真邪》曰:"坚紧者,破而散之,气下乃止,此所谓以解结者也。"这与现代针刀治疗经筋病,行疏通松解之术,理念颇为相合。

第二章　经筋与针刀临床

第一节　针刀医学的临床治疗关键点

针刀疗法是近年形成的一种微创治疗,它将针刺疗法的针和手术疗法的刀融为一体,将两种器械的治疗作用有机地结合在一起,因此能够对软组织疾病所致的功能障碍,既像手术刀一样进行松解挛缩、切开粘连,又可以像针刺针一样进行疏通气血,调整阴阳。因其见效快、方法简便、操作器械价格低廉,能对既往临床疗效较差的疑难杂症进行有效治疗,而深受患者的欢迎。针刀发明于 1976 年,1978 年被江苏省卫生厅列为重点科研课题进行研究,并在 1984 年通过江苏省卫生厅鉴定,同意向全国推广应用。2003 年国家中医药管理局举行了由来自 27 所高等医学院校、29 名高级医学专家参加的大型鉴定会,将"针刀疗法"鉴定为一门新的医学学科,并正式命名为"针刀医学"。2004 年由教育部组织的有四位院士参加的大型鉴定会,确认针刀医学在理论、技术、器械等方面具有原创性,特别是在临床治疗方面达到了国际领先水平。

这里,笔者拟从针刀医学基本理论来说明针刀医学的临床治疗关键点。

1. 闭合性手术的理论　闭合性手术是近代医学一直都在追求的理想手术,但是由于没能建立起一套完整的理论而未能实现,在开放性手术的理论指导下是不能进行闭合性手术的,即使勉强进行也难以成功。针刀医学建立了闭合性手术的基本理论与方法,使闭合性手术进入了可操作阶段,这是针刀治疗技术 40 多年来得以迅速发展的根本条件和原因。闭合性手术理论确定了定点、定向、加压分离、刺入的针刀操作四步规程,而在这四步中,定向、加压分离、刺入是以解剖为依据的微创外科操作技术,主要目的是确保治疗的安全性、彻底性以及舒适性;而定点的主要目的是确保治疗的有效性,定点是否准确是取得疗效的关键,这里的准确是指找到真正导致阴阳平衡失调从而引起临床症状的病灶点。

2. 关于慢性软组织损伤新的病因病理学理论　针刀医学提出慢性软组织损伤的根本病因是人体的动态平衡失调,而造成动态平衡失调有四种基本的病理因素,即粘连、挛缩、瘢痕和堵塞。软组织受到损伤以后会产生粘连、挛缩、瘢痕、堵塞等病理变化,这些病理变化又成为新的致病因素,破坏机体的动态平衡,导致慢性软组织损伤疾病的产生,可见针刀要治疗的部位也就是粘连、挛缩、瘢痕、堵塞的病灶点。

3. 力平衡失调和电生理线路故障　针刀医学提出骨质增生新的病因学理论为力平衡失调,而第四大基本理论则为人体电生理线路理论。无论是力平衡失调还是电生理线路故障,其病理基础均为粘连、挛缩、瘢痕、堵塞。它们是导致疾病的元凶,处理这些病理改变是针刀治疗的目标。因此,针刀临床的关键点是如何确定发生病理改变的病灶点,并除掉产生这些病理改变的原因。

第二节　针刀临床常用的定点方法

无论是初学者,还是经验丰富的针刀操作者,准确的定点都是针刀治疗的最关键环节。目前针刀临床中定点方式不一,常用的定点方法主要有以下几种:

1. 肌肉起止点法　目前应用比较广泛,在针刀医学相关理论的指导下,利用精细解剖定位、立体解剖定位、动态解剖定位、体表解剖定位等进行分析,寻找局部痛点行针刀治疗。

2. 弓弦理论　湖北中医药大学张天民教授提出人体弓弦力学理论。他认为慢性软组织损伤后,该软组织起止点即弓弦结合部的粘连、瘢痕、挛缩和堵塞,会影响在此处附着的其他软组织,通过这些组织的行经路线即弦的走行路线向周围发展辐射,最终在损伤组织内部、损伤组织周围、损伤部位与相邻组织之间形成立体网状的粘连、瘢痕。因此,针刀治疗的定点主要是弓弦结合部,针刀治疗是以恢复人体骨与软组织的力学平衡为目的。针对慢性软组织损伤,骨质增生及慢性内脏疾病的病因病理构架理论,针刀的治疗作用就是通过切开、分离弓弦结合部及弦行经路线的粘连、瘢痕和挛缩,来调节异常应力,使其在人体自身代偿范围以内。

3. 神经卡压理论　神经卡压是指神经受到了周边组织压迫引起的疼痛、感觉障碍、运动障碍,以及电生理学改变引起的一系列临床表现。其病变多位于一些特定的解剖位置,如骨纤维环、无弹性的肌肉纤维缘、腱弓等神经通道都是容易卡压的关键点。因为这些地方的神经受压,神经难以回避,不能够得到缓冲。临床上常见的神经卡压综合征有腕管综合征、肩胛上神经卡压综合征、梨状肌综合征、股外侧皮神经卡压综合征和腓神经卡压综合征等。常见的治疗方法为根据解剖位置定点,缓解神经卡压。

然而,笔者在针刀临床上频频出现治疗颈椎疾病,而患者下肢膝关节疼痛缓解,治疗踝关节,患者膝关节疼痛缓解等情况,这些情况并不能用上述理论来解释。所以我们提出了经筋理论指导下的针刀治疗技术,并取得了良好效果。

典型病例:马某,男,61岁,农民。主诉:间断胸痛2年余,全身乏力、纳差5个月。现病史:患者于入院前2年余无明显诱因出现胸痛,部位为剑突附近,与饮食无关,以夜间疼痛为主,未行诊治。近5个月来,患者食欲差,无恶心、呕吐,食后感胃部不适,有反酸,并伴四肢乏力,上肢精细活动差,手持物易掉落,双下肢肌力差,后出现反复咳嗽、咳痰,痰液不易咳出,呼吸困难等症状,曾先后就诊于多家医院。肌电图测定:①双正中神经、右尺神经感觉神经传导速度均减慢,诱发电位波幅均降低;②左尺神经感觉神经传导速度正常,诱发电位波幅降低;③双桡神经感觉神经传导速度均正常;④右尺神经、腓总神经,左正中神经、胫神经运动神经传导速度均正常;⑤左正中神经F波传导速度正常;⑥右胫神经H反射潜伏期正常;⑦右拇短展肌、胫前肌、左肱二头肌、左股四头肌均未见神经源性损害及肌源性损害;⑧右尺神经、左副神经重复频率高低频刺激均未见明显递增、递减现象。我院颈椎数字 X 射线摄影(DR)示:颈椎生理曲度略变直,各颈椎椎体骨质轻度疏松,第 2 ~ 7 颈椎椎体前缘上下角骨质增生、变尖,边缘硬化;C$_{3/4}$、C$_{4/5}$、C$_{5/6}$、C$_{6/7}$ 椎间孔变窄,前纵韧带、项韧带钙化。兰州某医院诊断为"肌无力",经血液科、泌尿科、呼吸科会诊后,给予纠正贫血、抗感染保护胃黏膜、营养神经等对症治疗后,效果不佳,要求出院。为求进一步治疗,遂于 2017 年 1 月 17 日就诊于我院,刻下症见:神清,精神差,全身乏力,纳差,眠差,大便少,留置导尿管导尿。舌质暗,苔薄白,脉细。

查体:神志清,精神可,言语清晰流畅,记忆力、定向力、计算力正常。双眼球运动自如到位,双侧瞳孔等大等圆,左:右 =3.0:3.0,双侧对光反射灵敏,面肌对称,伸舌居中,颈软无抵抗,双上肢精细动作差,四肢末端感觉减退,双下肢肌力 4+ 级,肌张力适中,腿反射对称引出,双侧 Babinski 征、Brudzinski 征阴性,双侧指鼻试验、跟 - 膝 - 胫欠配合。

中医诊断:痿证,气虚血瘀。

西医诊断:①肌无力;②颈椎病。

治疗思路:本例患者以肌肉废痿无力为主症,"治痿独取阳明",行足阳明经筋解结术。

操作:患者仰卧位,在第 2、3、4 跖趾关节赤白肉际后缘定点,无菌消毒,戴无菌手套。严格按四步进针刀规程(定点、定向、加压、刺入)操作,刀口线与肌腱平行,针刀体与皮面垂直刺入,深度 0.5cm 左右,纵行疏通,横行剥离,刀下有松动感时出针刀。

第一次治疗前:患者被轮椅推入病房,无法站立,双上肢精细动作差,四肢末端感觉减退。治疗后,患者可慢慢站立,并可逐步独立行走,第二天拔除尿管。经第二次针刀治疗后,患者肌力基本恢复正常。一年后,患者病情无反复,四肢肌力恢复正常,生活可完全自理。

分析:痿证是指肢体筋脉弛缓,软弱无力,不能随意运动,或伴有肌肉萎缩的一种病证。临床以下肢痿弱较为常见,亦称"痿躄"。根据本病的临床表现,西医学中多发性神经炎、运动神经元疾病、脊髓病变、重症肌无力、周期性瘫痪等表现为肢体痿软无力,不能随意运动者,可参考中医痿证治疗。

治痿为何独取阳明？《素问·痿论》："帝曰:如夫子言可矣,论言治痿者,独取阳明何也? 岐伯曰:阳明者,五脏六腑之海,主润宗筋,宗筋主束骨而利机关也。冲脉者,经脉之海也,主渗灌溪谷,与阳明合于宗筋,阳明总宗筋之会,会于气街,而阳明为之长,皆属于带脉,而络于督脉。故阳明虚则宗筋纵,带脉不引,故足痿不用也。"痿证多由阳明气血亏虚,筋脉失养所致,而阳明为多气多血之经,刺阳明可补益气血,气血充足,筋脉得养,痿证则缓。故运用"治痿独取阳明"的思想,以经筋理论来指导针刀临床定点治疗常可取得意想不到的效果。

第三节 经筋理论指导针刀临床

笔者通过近 20 年的针刀临床实践和科研工作,逐步总结出颈椎病、膝骨关节炎等多种疾病的针刀治疗规范,如"颈七刀""颈六刀"技术等。这些规范在具体应用中,结合不同患者有一些加减操作,而在加减的过程中,我们发现基本都符合经筋的循行路线。因此,我们在经筋理论指导下,通过进一步的研究制定了新的针刀治疗方案,取得了更加满意的疗效。在经筋理论指导下开展针刀临床工作的优势主要是循经筋确定病灶点,较方便快捷地解决了针刀治疗的关键问题——定点。我们发现,以解剖结构为基础,以经筋理论为指导,在经筋循行所过之处的筋结点上开展治疗,可理筋散结、疏通经络、调整机体平衡,体现了中医学整体观念的思想,使针刀的疗效水平明显提高,也使许多临床难题得以解决。现以颈椎病和膝骨关节炎为例,做一简单介绍。

一、"颈七刀""颈六刀"辨位定点针刀松解术治疗颈椎病

经过多年临床经验,结合颈椎病的特殊病理基础,在颈椎病的针刀治疗中,我们提出辨位定点针刀松解术。临床上颈椎病大多为混合型,针刀治疗时,我们根据临床症状将其分为上位及下位颈椎病,如患者出现眩晕、头痛、耳鸣、视力模糊、失眠、后枕部疼痛、酸困等,其病变部位主要在上下

项线之间,其次在上位颈椎的后关节突、棘突等部位,可用"颈七刀解结术"。如患者出现颈部酸困、疼痛,僵硬不适症状时,可用"颈六刀解结术"。若出现上肢的症状,如肩、臂、手指的疼痛麻木,其病变部位主要集中在$C_4 \sim T_1$后关节、横突,中、后斜角肌止点,肩胛骨(内上角、冈上窝、肩胛冈、冈下窝)、肩关节盂外侧和盂下,肩峰下和三角肌下滑囊,肱骨内外上髁等,可根据患者不同的临床表现,选择松解部位。

十二经筋中,足太阳之筋"上挟脊上项……其支者,从腋后外廉,结于肩髃",其病"脊反折,项筋急,肩不举";足少阳之筋"上引缺盆、膺乳、颈,维筋急";手少阳之筋"上绕臑外廉,上肩、走颈";手阳明之筋"上臑,结于髃;其支者,绕肩胛,挟脊;直者,从肩髃上颈","其病当所过者,支痛及转筋,肩不举,颈不可左右视"。我们看到,颈部疼痛及活动受限的部位与十二经筋的循行原文吻合度很高,因此,我们用针刀治疗颈椎病,运用经筋理论指导定点能够获得很好的效果。

根据十二经筋的分布情况,与颈椎病相关的经筋主要有足太阳经筋、足少阳经筋、足阳明经筋、足少阴经筋、手太阳经筋、手少阳经筋、手阳明经筋和手太阴经筋。由此可见,与颈椎病相关的经筋主要为阳经经筋。以经筋理论指导临床定点,结合不同的患者做一些加减,根据十二经筋的循行原文,当颈椎病出现脊背疼痛,颈部前后俯仰不能时,我们一般取足太阳经筋,当颈椎病出现斜方肌、肩部及前臂放射痛时我们一般取手三阳经筋,尤其当颈部出现左右转侧不能时,取手阳明经筋效果尤好。

二、"膝六刀""膝七刀"技术治疗膝骨关节病

我们目前对于膝骨关节病的治疗主要以解剖学为基础,以经筋理论为指导,结合多年临床经验提出了"膝六刀""膝七刀"解结术。疼痛以髌骨周围及膝关节内为主,上下楼梯时疼痛加重,膝关节髌骨周围压痛明显者,予"膝六刀解结术";疼痛以腘窝周围肌肉附着点为主,屈膝时疼痛加重,腘窝周围压痛明显者,予"膝七刀解结术"。

十二经筋中,足太阳之筋"邪(斜)上结于膝……上循跟,结于腘",其病"腘挛";足少阳之筋"结于膝外廉",其病"引膝外转筋,膝不可屈伸,腘

筋急";足阳明之筋"上结于膝外廉……其直者,上循骭,结于膝"。综上,我们可以看出足太阳经筋循行经膝关节后侧所过,足少阳经筋循行经膝关节外侧所过,足阳明经筋循行经膝关节外侧及前侧所过,并在髌内上出现结节病灶点概率最高,足三阴经筋循行经膝关节内侧。使用经筋触诊法,对膝关节的生理状态、肌肉筋膜的厚薄层次、正常组织的张力结构形态等情况进行检查,以经筋理论指导临床定点,"膝六刀解结术"主要以足阳明经筋筋结病灶点为主,"膝七刀解结术"主要以足太阳经筋为主,而对于一些严重的膝骨关节病,根据足三阴经筋汇聚于内侧的特点,我们从足三阴经筋局部、远端、循经检查定点,常可取得良效。

(王海东　李伟青　金芳梅)

各　论

第一章　手太阴经筋

第一节　概　　述

手太阴经筋首载于《黄帝内经》，主要循行在上肢掌面桡侧。其发病主因外邪侵袭，邪结于筋，经筋受损形成横络，使手太阴经筋循行所过之处出现痉挛、疼痛、转筋及关节功能受限等病症。手太阴经筋理论指导的针刀治疗体系中，目前临床常用的有拇指屈肌腱鞘解结术、桡骨茎突腱鞘解结术、肘关节解结术(肱二头肌桡骨粗隆解结术)、肩前解结术、缺盆解结术、胸部解结术。在临床实际操作中，并不局限于上述针刀治疗技术，应以手太阴经筋循行所过之处的筋结点(阳性病灶点)为治疗部位，通过对筋结病灶处切割剥离，以达到理筋散结、疏通气血、改善功能障碍的目的。

第二节　手太阴经筋循行与分布

一、原文及释义

原文:手太阴之筋，起于大指之上，循指上行，结于鱼后，行寸口外侧，上循臂，结肘中，上臑内廉，入腋下，出缺盆，结肩前髃，上结缺盆，下结胸里，散贯贲，合贲下，抵季胁(《灵枢·经筋》)(图 1-1)。

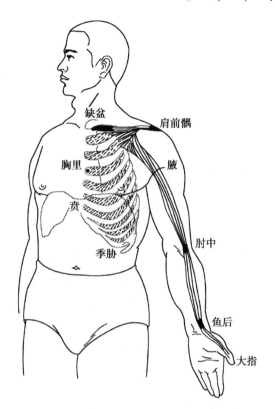

图1-1　手太阴经筋循行示意图

释义:手太阴经筋,起于手大拇指桡侧,向上循行于上肢掌面桡侧,结于鱼际后(腕关节掌面桡侧);循桡动脉外侧,沿前臂上行,结于肘中(肘关节桡骨粗隆);再向上沿上臂掌面桡侧,进入腋下,出缺盆,结于肩髃前方,上面结于缺盆,下面结于胸里,分散通过膈肌到达季胁。

二、古医家注释

《针灸甲乙经·经筋》:"手太阴之筋,起于大指之上,循指上行,结于鱼际后,行寸口外侧,上循臂,结肘中,上臑内廉,入腋下,上出缺盆,结肩前髃,上结缺盆,下结于胸里,散贯贲,合胁下,抵季胁。"

《黄帝内经太素·经筋》:"手太阴之筋起于大指之上,循指上行,结于鱼后。行寸口外侧,上循臂,结于肘中,上臑内廉,入腋下,出缺盆,结肩前髃,上结缺盆(并太阴脉行,故在臑也。肩端之骨名肩髃,是则后骨之前,即肩前髃也……贲,谓膈也。筋虽不入脏腑,仍散于膈也)。"

《备急千金要方·肺藏》:"其筋起于手大指之上,循指上行,结于鱼后,行寸口外侧,上循臂,结肘中,上臑内廉,入腋下,上出缺盆,结肩髃前,上结缺盆,下结胸里,散贯贲,下抵季胁。"

《灵枢注证发微·经筋》:"手太阴之筋,起于手大指端之少商穴,循指上行,结鱼际之后,行寸口之外侧,上循臂,以结于肘中之尺泽,上臑之内廉,入于腋下三寸之天府,以出于缺盆,结于肩前之髃骨,又上结于缺盆,下结胸里,散贯于贲(贲者,膈也,胃气之所出。胃出谷气,以传于肺,肺在膈上,故胃为贲门),合贲下,抵季胁。"

《类经·经络类》:"手太阴之筋……行寸口外侧(手大指上,少商之次也。鱼后,鱼际也。寸口外侧,即列缺之次)。上循臂……入腋下(上循臂,结于肘中尺泽之次,上臑内廉天府之次,乃横入腋下,与手少阴之筋合,此上皆刚筋也)。出缺盆,结肩前髃(此自腋下上出缺盆,行肩上三阳之前,而结于肩之前髃也)。上结缺盆,下结胸里,散贯贲,合贲,下抵季胁(此上行者,自腋而上,并足三阳之筋上结于缺盆。下行者,自腋入胸,结于胸里,散贯于胃上口贲门之分,与手厥阴之筋合,下行抵季胁,与足少阳、厥阴之筋合也)。"

《灵枢集注·经筋》:"手太阴之筋,起于手大指端之少商间,循臂肘上臑,入腋下,结于肩之前髃,上结于缺盆,下结于胸里,散贯于胃脘之贲门间,合于贲门而下抵季胁。"

第三节　相　关　解　剖

一、手太阴之筋,起于大指之上,循指上行,结于鱼后(腕关节掌面桡侧)

1. **拇长屈肌**　位于前臂外侧,肱桡肌和指浅屈肌的深面,紧贴桡骨面,为半羽肌。起于桡骨前面的中部和邻近的骨间膜,以肌腱形式经腕管至手掌,止于拇指远节指骨底。

主要作用:屈拇指、指骨间关节和掌指关节。

神经支配:正中神经、尺神经。

拇长屈肌在籽骨处的滑液鞘及通过腕横韧带处常出现筋结病灶点。

拇长屈肌腱鞘:包绕拇长屈肌腱的腱鞘。因拇指活动范围广,活动灵活,在腱鞘起始处常因劳损出现筋结点。

2. **拇短屈肌**　位于大鱼际尺侧,是鱼际肌之一,被拇长屈肌分隔成位于肌腱浅面的浅头和位于肌腱深面的深头。浅头起自腕横韧带、桡侧腕屈肌腱鞘和大多角骨嵴,深头起自小多角骨和第2、3掌骨底,两头向前向外汇集。浅头止于拇指近节指骨底桡侧,深头与拇收肌斜头共同止于拇指近节指骨底尺侧,拇短屈肌两头之间形成一沟,其间有拇长屈肌腱通过。

主要作用:屈拇指、近节指骨。

神经支配:正中神经。

拇短屈肌在腕横韧带(拇短屈肌起点处)、籽骨处的滑液鞘、桡侧腕屈肌腱鞘处常出现筋结病灶点。

3. **拇短展肌**　位于手掌鱼际外侧,拇短屈肌外侧,在拇对掌肌和拇短屈肌的表面,为长三角形的扁肌。起于腕横韧带远端的桡侧半、大多角骨嵴、舟骨结节,止于拇掌指关节的桡侧关节囊、桡侧籽骨、拇指背侧伸肌腱扩张部。

主要作用:拇指外展。

神经支配:正中神经。

拇短展肌在腕横韧带、大多角骨嵴、舟骨结节及拇掌指关节的桡侧关节囊处常出现筋结病灶点。

4. **拇对掌肌**　手部外侧肌群之一,位于拇短展肌深面,起于屈肌支持带及大多角骨,止于第1掌骨桡侧。

主要作用:拇指对掌。

神经支配:正中神经。

屈肌支持带、大多角骨、第1掌骨桡侧常出现筋结病灶点。

5. **拇长展肌**　起于桡、尺骨背面和前臂骨间膜,止于第一掌骨底。

主要功能:拇指外展。

神经支配:桡神经。

筋结点主要分布于拇长展肌在第一掌骨底处的附着点及该肌在桡骨茎突前缘处的附着点。

6. **拇短伸肌**　前臂后群深肌之一。外侧有拇长展肌,内侧有拇长伸肌。起于桡、尺骨背面和骨间膜,止于拇指近节指骨底。

主要功能:伸拇掌指关节。

神经支配:桡神经。

筋结点主要分布于拇短伸肌在拇指近节指骨底处的附着点及该肌在桡骨茎突前缘处的附着点。

7. **手腕掌侧诸韧带**

(1)腕横韧带:又名屈肌支持带,位于腕掌侧韧带的远侧深面,厚而坚韧,由致密结缔组织构成的带状结构,长 2.5～3cm,宽 1.5～2cm,尺侧端附着于豌豆骨和钩骨,桡侧端附着于手舟骨和大多角骨结节。筋结点主要分布于其两侧附着点。

(2)桡舟月韧带:起于桡骨远端桡腕关节面髁间嵴的掌面,成三角形,大部分止于舟骨近端掌面,同时覆盖近端舟月间隙,与舟月骨间韧带交织,小部分止于月骨掌面。

(3)桡三角韧带:起于桡骨茎突掌面桡侧,纤维近乎横行斜向尺侧越过舟骨,止于三角骨掌面桡侧。

(4)桡舟头韧带:起于桡骨茎突掌面三角面,斜向尺侧,行经舟骨腰部的横凹并与其有薄弱的连接,止于头状骨掌桡侧近端。

手腕掌侧诸韧带在手腕关节活动中受到过度牵拉、劳损等,均会出现筋结病灶点。

二、行寸口外侧,上循臂,结肘中(肘关节桡骨粗隆)

1. **肱桡肌**　位于前臂肌的最外侧皮下,呈长扁形,起于肱骨外上髁上方,止于桡骨茎突。

主要作用:屈肘。

神经支配:桡神经。

筋结点主要分布于肱桡肌在肱骨外上髁及桡骨茎突处的附着点。

2. 桡骨　位于前臂外侧部,分一体两端。上端膨大称桡骨头,头上面的关节凹与肱骨小头相关节;周围的环状关节面与尺骨相关节,头下方略细,称桡骨颈。颈的内下侧有突起的桡骨粗隆。下端前凹后凸,外侧向下突出,称茎突。下端内面有关节面,称尺切迹,与尺骨头相关节,下面有腕关节面与腕骨相关节。桡骨茎突和桡骨头在体表可触及。

3. 桡动脉　是肱动脉的终支之一,先经肱桡肌和旋前圆肌之间,继而在肱桡肌腱与桡侧腕屈肌腱之间下行,绕桡骨茎突至手背,穿第一掌骨间隙至手背,其末端与尺动脉掌深支吻合形成掌深弓。桡动脉的下段紧被皮肤和筋膜覆盖,是临床触摸脉搏的常用部位,可在桡骨茎突的内上方触摸脉搏。桡动脉的主要分支包括:①掌浅支,与尺动脉末端吻合形成掌浅弓;②拇主要动脉,分为三支分布于拇指掌侧面的两侧缘以及示指桡侧缘。

4. 肱二头肌　位于上臂前面,整肌呈梭形。肱二头肌有长头和短头两个头,长头起于肩胛骨盂上结节,短头起于肩胛骨喙突。长、短二头于肱骨中部汇合为肌腹,下行至肱骨下端,集成肌腱止于桡骨粗隆和前臂筋腱膜。

主要作用:近固定时,肱二头肌使前臂在肘关节处屈和旋外,使上臂在肩关节处屈;远固定时,肱二头肌使上臂向前臂靠拢。

神经支配:肌皮神经。

肱二头肌短头喙突附着部、肱二头肌长头滑液囊穿过肱横韧带处,肱二头肌肌腹及肱二头肌桡骨粗隆附着处均可出现筋结病灶点。

5. 肱骨　分一体及上、下两端。上端有朝向后内上方呈半球形的肱骨头,与肩胛骨的关节盂相关节。头周围的环状浅沟,称解剖颈。肱骨头的外侧和前方有隆起的大结节和小结节,大小结节向下各延伸一嵴,称大结节嵴和小结节嵴。两结节间有一纵沟,称结节间沟。上端与体交界处稍细,称外科颈,较易发生骨折。肱骨体上半部呈圆柱形,下半部呈三棱柱形。中部外侧面有粗糙的三角肌粗隆,后面中部,有一自内上斜向外下的浅沟,称桡神经沟,桡神经和肱深动脉沿此沟经过,肱骨中部骨折可能伤及桡神经。内侧缘近中点处有开口向上的滋养孔。下端较扁,外侧部前面有半球状的肱骨小头,与桡骨相关节;内侧部有滑车状的肱骨滑车,与尺骨形成关节。滑车前面上方有一窝,称冠突窝;肱骨小头前面上方有一窝,称桡窝,滑车后面上方有一窝,称鹰嘴窝,屈肘时容纳尺骨鹰嘴。小头外侧和滑车内侧各有一突起,分别称外上髁和内上髁。内上髁后方有一浅沟,称尺神经沟,尺神经由此经过。

6. 桡神经　发自臂丛后束,始于腋动脉的后方,与肱深动脉伴行,经肱三头肌长头和内侧头之间下行,沿桡神经沟绕肱骨中段后面旋行向外下,至肱骨外上髁稍上方,穿过外侧肌间隔达肱肌与肱桡肌之间,后继于肱桡肌与桡侧腕长伸肌之间在前臂下行。桡神经在臂部发出较多分支,其中肌支主要分布在肱三头肌、肘肌、肱桡肌和桡侧腕长伸肌。关节支分布在肘关节。皮支共有三支,即臂后皮神经、臂外侧下皮神经以及前臂后皮神经,分别负责臂后区、臂下外侧和前臂后面的皮肤感觉。在肱骨外上髁前方,桡神经分为浅支和深支两终末支。桡神经浅支为皮支,自肱骨外上髁前外侧向下沿桡动脉外侧下行,在前臂中、下 1/3 交界处转向背侧,继续下行至手背部,分为 4～5 支指背神经,分布于手背桡侧半皮肤及桡侧三个半手指近节背面的皮肤。深支较浅支粗大,主要为肌支。该支在桡骨颈外侧穿过旋后肌至前臂后面,在前臂浅、深伸肌群之间下行达腕关节背面,沿途发支分布于前臂伸肌群、桡尺远侧关节、桡腕关节和掌骨间关节。因其走行及分布的特点,深支又被称为骨间后神经。桡神经在肱骨中段紧贴桡神经沟骨面走行,肱骨中段或中下 1/3 交界处骨折容易合并桡神经损伤,导致前臂伸肌的瘫痪,表现为抬前臂时呈"垂腕"状,同时第 1、2 掌骨间背面皮肤感觉障碍明显。桡骨颈骨折时,可损伤桡神经深支,出现伸腕无力、不能伸直等症状。

三、上臑内廉,入腋下,出缺盆,结肩前髃,上结缺盆

1. 肱肌　为位于上臂肌群深层的屈肌。起于肱骨前面下半,止于尺骨粗隆。

主要作用:屈肘关节。

神经支配:肌皮神经。

筋结点主要分布于肱肌在肱骨上端处的附着点,及与手厥阴经筋交合处肱肌在尺骨粗隆处的附着点(即尺骨冠突)。

2. 三角肌　可分为三部分,即前束(锁骨部)、中束(肩峰部)和后束(肩胛冈部),前束起于锁骨外侧 1/3,中束起于肩峰,后束起于肩胛冈,三束共同止于三角肌粗隆。

主要作用:前束:肩关节前屈和内旋;中束:肩关节外展;后束:肩关节后伸和旋外。

神经支配:腋神经。

筋结点主要分布于三角肌的起止点处。

3. 喙肱肌　在肱肌上端内侧,肱二头肌和肱三头肌之间。起于肩胛骨的喙突,止于肱骨中部内侧。

主要作用:近固定时,使上臂屈和内收。是肩关节水平屈的原动肌。

神经支配:肌皮神经。

喙肱肌在肩胛骨喙突处可出现筋结病灶点。

4. 肩胛下肌　位于肩胛骨前面,呈三角形。起自肩胛下窝,肌束向上经肩胛关节的前方,止于肱骨小结节。

主要作用:使肩关节内收和旋内。

神经支配:肩胛下神经。

肩胛下肌常在肱骨小结节附着点上出现筋结病灶点。

5. 胸锁乳突肌　位于颈部两侧。起自胸骨柄前面和锁骨的胸骨端,二头会合斜向后上方,止于颞骨的乳突。该肌行向上后外方,止于乳突外面及上项线外侧 1/3。由副神经及第 2～4 颈神经前支支配。主要作用:单侧收缩头转向同侧,双侧收缩头向后仰。

6. 腋动脉　为锁骨下动脉的直接延续。横过背阔肌的下缘后,续于肱动脉。腋动脉在腋窝的深部,胸大、小肌的后面,内侧有腋静脉伴行,臂丛的神经干初在其外侧,后在其周围,发出胸肩峰动脉、胸外侧动脉、肩胛下动脉、旋肱后动脉、旋肱前动脉,营养肩带诸肌、肩关节及乳房。

7. 腋静脉　上肢静脉血汇入的总脉管叫腋静脉,因位于腋窝处而得名。腋静脉位于腋动脉的内侧,接受上肢浅、深静脉的全部血液,以及腋动脉分支分布区域的静脉血。腋静脉在第一肋外缘处续于锁骨下静脉。

8. 锁骨　位于胸廓前上方,全长可在体表触及。内侧端粗大,为胸骨端,有关节面与胸骨柄相关节。外侧端扁平,为肩峰端,有小关节面与肩胛骨肩峰相关节。内侧 2/3 凸向前,呈三棱形,外侧 1/3 凸向后,呈扁平形。两者之间交界处较薄弱,锁骨骨折多发生在此处。锁骨上面光滑,下面粗糙。锁骨像一个杠杆,使上肢远离胸壁,以保证上肢的灵活运动。

四、下结胸里,散贯贲,合贲下,抵季胁

1. 胸大肌　位于胸廓的前上部,覆于胸小肌的表面,呈扇形。起自锁骨内侧半、胸骨和第 1 ~ 6 肋软骨,肌束向外侧集中,止于肱骨大结节嵴。

主要作用:屈肩关节,水平内收肩关节,内收,内旋肩关节,还可提肋助吸气。近固定向心收缩时使肩关节旋内;远固定,拉躯干向手臂靠拢。

神经支配:胸外侧神经、胸内侧神经。

该肌胸骨缘起点,腹直肌鞘及肋软骨诸附着点及止点滑囊处可出现筋结病灶点。

2. 胸小肌　位于胸大肌深面,呈三角形其起自第 3 ~ 5 肋骨,止于肩胛骨的喙突。

主要作用:拉肩胛骨向前下方。当肩胛骨固定时,可上提肋以助吸气。

神经支配:胸内侧神经。

该肌诸肋软骨附着部、肩胛骨喙突处常出现筋结病灶点。

3. 锁骨下肌　是位于肩下处的第一肋骨到锁骨拉伸的一小块肌肉,起自第 1 肋软骨上面,止于锁骨肩峰端。

主要作用:拉锁骨向内下。

神经支配:锁骨下神经。

该肌在锁骨肩峰下缘可出现筋结病灶点。

4. 肋间内肌、肋间外肌　两肌合称肋间肌。吸气时,肋间肌收缩;呼气时,肋间肌舒张。肋间内肌起自下位肋骨上缘,止于上位肋骨下缘,肌纤

维斜向前上方走行;肋间外肌起于上位肋骨下缘,止于下位肋骨上缘,肌纤维斜向前下方走行。

主要作用:肋间内肌降肋助呼气,肋间外肌提肋助吸气。

神经支配:肋间神经。

该肌在起、止点可出现筋结病灶点。

5. 胸骨肌　为胸部异常肌肉,位于胸大肌浅面,胸肌筋膜胸部浅筋膜之间。

胸骨肌与胸大肌相延续的筋膜处可出现筋结病灶。

6. 前锯肌　位于胸廓侧面浅层。起于 1～9 肋骨外侧面,止于肩胛骨内侧缘和下角。

主要作用:拉肩胛骨向前。

神经支配:胸长神经。

该肌筋结病灶点主要分布于与肋骨的附着部位。

7. 膈肌　为向上膨隆呈穿隆形的扁薄阔肌,位于胸腹腔之间,成为胸腔的底和腹腔的顶。膈肌自胸廓下口周缘和腰椎的前面,可分为三部:胸骨部起自剑突后面,肋部起自下 6 对肋骨和软肋骨,腰部以左右两个膈脚起自第 2～3 节腰椎。各部肌纤维向上止于中心腱。膈上有三个裂孔:在第 12 胸椎前方,左右两个膈脚与脊柱之间的主动脉裂孔,降主动脉和胸导管在此通过;主动脉裂孔的左前上方,约与第 10 胸椎水平,有食管裂孔,食管和迷走神经在此通过;在食管裂孔右前上方的中心腱内有腔静脉孔,约与第 8 胸椎水平,内通过下腔静脉,右膈神经。

主要作用:膈为主要的呼吸肌,收缩时,膈穿隆下降,胸腔容积扩大,以助吸气;松弛时,膈穿隆上升恢复原位,胸腔容积减小,以助呼气。

8. 腹直肌　位于腹前壁正中线的两旁,居腹直肌鞘内,为上宽下窄的带形多腹肌。起自耻骨联合和耻骨嵴,肌纤维向上止于胸骨剑突和第 5～7 肋软骨前面。

主要作用:脊柱前屈、降胸廓、增加腹压。

神经支配:第 5～11 肋间神经及肋下神经。

腹直肌与胸大肌筋膜、腹外斜肌筋膜相交汇处的剑突和第 5～7 肋软骨,腹直肌肌腹及耻骨联合和耻骨嵴附着点均可出现筋结病灶,手太阴经筋筋结病灶出现在剑突和第 5 ～ 7 肋软骨。

9. **腹外斜肌**　为宽阔扁肌,位于腹前外侧部的浅层,起始部呈锯齿状。起自下位 8 个肋骨的外面,肌束由外上斜向前下方,后部肌束向下止于髂嵴前部,上中部肌束向内移行于腱膜,经腹直肌的前面,并参与构成腹直肌鞘的前层,至腹正中线终于白线。

主要作用:增加腹压,脊柱前屈、侧屈、旋转,降肋助吸气。

神经支配:第 5 ～ 11 肋间神经及肋下神经、髂腹下神经、髂腹股沟神经。

腹外斜肌在下 8 肋附着点、腹股沟韧带、腹白线附近可出现筋结病灶。

10. **胸骨**　位于胸前壁的正中,是一块上宽下窄、前凸后凹的扁骨,分胸骨柄、胸骨体和剑突 3 部分。胸骨柄上宽下窄,中部微凹为颈静脉切迹,其两侧有与锁骨连接的锁切迹,与锁骨相关节,柄侧缘接第 1 肋软骨。胸骨体扁而长,呈长方形,两侧有第 2 ～ 7 肋软骨相连接的切迹。剑突为胸骨体下端突出部分,扁而薄,呈三角形,底部与胸骨体相连接,下端游离。剑突形状多变,位居左右肋弓之间,有人终生保持软骨形式。

11. **肋骨**　共 12 对,由肋骨与肋软骨组成。第 1 ～ 7 对肋前端直接与胸骨相连接,称真肋。第 8 ～ 12 不直接与胸骨相连接,称假肋。其中第 1 对肋与胸骨柄为软骨结合,第 2 ～ 7 对肋与胸骨构成微动的胸肋关节,而第 8 ～ 10 对肋前端借肋软骨与上位肋软骨连接,称为肋弓,第 11 ～ 12 肋前端游离于腹壁肌层,称浮肋。

肋骨属扁骨,分为体和前、后两端。后端膨大称肋头,有关节面与胸椎上、下肋凹相关节。肋体长而扁,分内、外两面和上、下两缘。内面近下缘处有肋沟,肋间神经和血管走行其中。体的后份急转处称肋角。前端稍宽与肋软骨相接。

第 1 肋骨扁宽而短,分为内、外两面和上、下两缘。无肋角和肋沟。内缘前份有斜角肌结节,为前斜角肌附着处,结节的前、后方各有浅沟,是锁骨下静脉和锁骨下动脉的压迹。下面无肋沟,前端借肋软骨直接与胸骨相结合。第 2 肋骨为过渡型。第 11、12 肋无肋结节、肋颈及肋角。

12. **胸外侧神经**　自臂丛外侧束发出,跨过腋动、静脉的前方,穿锁骨筋膜后行于胸大肌深面,并分布至该肌。在走行过程中,此神经尚发出一支与胸内侧神经汇合,分布于胸小肌。

13. **胸内侧神经** 自臂丛内侧束发出,常与胸内侧神经分支联合,分布于胸小肌和部分胸大肌的神经。

14. **胸长神经** 在臂丛主要结构的后方斜向外下行至前锯肌表面,分布于该肌和乳房外侧份。此神经的损伤可致前锯肌瘫痪,出现以肩胛骨内侧缘翘起为特征的"翼状肩"体征。

15. **胸肩峰动脉** 是腋动脉的分支,在胸小肌上缘起于腋动脉。胸肩峰动脉穿过肋肩峰膜于胸大肌锁骨头深面分为肩峰支、三角肌支、胸肌支和锁骨支4支。其中,胸肌支供应胸大肌、胸小肌、前锯肌等胸壁肌肉、皮肤,以及乳腺外侧部分的血液。其他分支均供应同名区域的血液。

16. **胸上动脉** 是锁骨下动脉的第一段分支,较少分布于胸前壁上部结构。

第四节 手太阴经筋主病及临床表现

一、原文及释义

原文:手太阴之筋……其病当所过者支转筋,痛甚成息贲,胁急吐血(《灵枢·经筋》)。

释义:手太阴经筋病症,可见循行所过之处的"拘急、挛缩、转筋、疼痛"。经筋病日久或严重时可影响经脉气血运行,引起经筋和经脉同病,即"息贲病"。"息贲"指肺积。《难经·五十四难》:"肺之积,名曰息贲。在右胁下,覆大如杯。久不已,令人洒淅寒热,喘咳,发肺壅。"杨玄操曰:"息,长也。贲,鬲也。言肺在鬲也,其气不行,渐长而通于鬲,故曰息贲。一曰:贲,聚也,言其渐长而聚蓄。"《济生方》卷四:"息贲之状,在右胁下,大如覆杯,喘息奔溢,是为肺积。""息贲"可理解为现代医学的"肺气肿""哮喘""慢性支气管炎""慢性阻塞性肺疾病"等相关疾病。

二、临床表现

1. 手太阴经筋,起于手拇指桡侧,向上循行于上肢掌面桡侧,结于鱼际后(腕关节掌面桡侧)。其病损后可表现为拇指肿胀疼痛、弹响、交锁、腕关节掌面桡侧疼痛、屈伸不利。

2. 循桡动脉外侧,沿前臂上行,结于肘中(肘关节桡骨粗隆)。其病损后可表现为桡骨粗隆肱二头肌附着点及肱骨外髁上方肱桡肌附着点压痛明显,局部可触及条索,疼痛可向上向下放射,肘关节伸展时疼痛加重,后期肘关节周围粘连可导致肘关节屈伸活动受限。

3. 再向上沿上臂掌面桡侧,进入腋下,出缺盆,结于肩髃前方,上面结于缺盆。其病损后可表现为肩前区疼痛,有时会向颈部及肘部放射,胸小肌受损可出现胸闷、气短、手麻及患者圆肩驼背畸形,肩胛前区疼痛。结于缺盆主要表现为颈前区疼痛,可伴有咽喉不适及堵塞感。

4. 下面结于胸里,分散通过膈肌到达季胁。其病损后可表现为胸前区疼痛伴胸闷、气短、咳嗽,可出现肩关节后伸功能受限,部分女患者可伴有乳腺增生。结于贲部可见后背疼痛,伴胃脘部胀闷、疼痛。

第五节 针 刀 治 疗

一、拇指屈肌腱鞘解结术

1. 适应证　主要用于拇指屈肌腱狭窄性腱鞘炎的患者。临床表现为拇指屈肌腱鞘周围肿胀疼痛,屈拇指时疼痛加重,可听到弹响,严重者可发生交锁,腱鞘局部可触及硬结。

2. 体位　患者坐位,患侧手掌向上平放于无菌床上,使拇指充分暴露;或患者仰卧于治疗床上,患侧手掌向上平放于胸口上方。

3. 定点(图1-2)　拇指屈肌腱通过掌骨头和第一指骨基底部两籽骨间的腱鞘卡压处定1点。

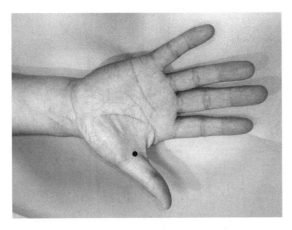

图 1-2　拇指屈肌腱鞘解结术定点图

4. 操作　针刀体与皮肤垂直,刀口线与下肢纵轴平行,按针刀手术四步操作规程进针刀,加压快速刺入皮肤,缓慢推进,经皮肤、皮下组织、环状滑车、腱鞘,刀下有坚韧感时,即到达卡压的肌腱,轻提刀锋,纵行切割2～3刀,将卡压肌腱的腱鞘松开即可。

5. 典型病案

病例:王某,男,45岁。主诉:右手拇指疼痛伴屈伸不利3个月。患者自述3个月无明显诱因出现右拇指掌根部局限性疼痛,痛处轻度肿胀,压痛明显,之后拇指疼痛加重且伴有弹响声,屈伸不利,予局部外用药物及封闭治疗效果不显,今日就诊我科门诊。症见:右拇指掌根部局限性疼痛,压痛明显,伴有弹响声,屈伸不利,食纳可,睡眠可,二便调,舌质淡苔薄白,脉滑。

诊断:拇指屈肌腱狭窄性腱鞘炎。

治疗:患者右拇指掌根部局部疼痛、弹响、屈伸不利,为手太阴经筋所过之处,故行拇指屈肌腱鞘解结术。拇指屈肌腱狭窄性腱鞘炎多因长期屈伸拇指及过度劳累,使拇长屈肌腱在腱鞘内反复摩擦,致该处肌腱与腱鞘产生无菌性炎症,局部水肿、渗出,逐渐出现腱鞘变厚,肌腱局部变粗,造成肌腱在腱鞘内的滑动受阻而发病,行拇指屈肌腱鞘解结术可恢复拇指伸屈功能,缓解疼痛,术后嘱患者3日内施术部位禁止擦洗,适当功能锻炼。治疗后患者屈拇指时疼痛、弹响消失。

二、桡骨茎突腱鞘解结术

1. **适应证**　主要用于桡骨茎突狭窄性腱鞘炎。患者表现为桡骨茎突局限性疼痛,轻度肿胀,压痛明显,严重者可在局部触及硬结,拇指伸展活动受限,握拳尺偏试验阳性。

2. **体位**　患者坐位,双手平放于无菌床上,使双手腕与床面垂直并充分暴露双腕关节。

3. **定点**　桡骨茎突两骨嵴最高点向前 1cm 范围内的骨嵴之间找到痛性结节及卡压点,定 1 点(图 1-3)。

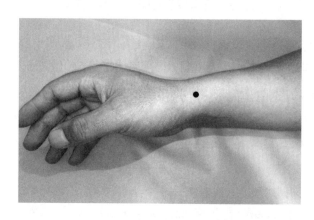

图 1-3　桡骨茎突腱鞘解结术定点图

4. **操作**　针刀体与皮肤垂直,刀口线与下肢纵轴平行,按针刀手术四步操作规程进针刀,加压快速刺入皮肤,缓慢推进,经皮肤、皮下组织、前臂筋膜、腕掌侧横韧带、桡侧腕屈肌,到桡骨茎突,轻提刀锋,纵行切割 2 ～ 3 刀,手下有“嘣嘣”突破感即可,行适度横行推剥,将卡压肌腱的腱鞘松开。

5. **典型病案**

病例:田某,女,54 岁。主诉:桡骨茎突处局限性疼痛 3 个月。自诉抱孙子后出现桡骨茎突处疼痛,痛处轻度肿胀,压痛明显,拇指外展时疼痛加重且伴有弹响声,曾在局部外用药物及针灸治疗,症状可减轻,日后多次复发。可在局部触及痛性硬结,握拳尺偏试验阳性。食纳可,睡眠可,二便调,舌质淡,苔薄白,脉弦滑。

诊断:桡骨茎突狭窄性腱鞘炎。

治疗:桡骨茎突狭窄性腱鞘炎,多发于从事手工劳动者,如织毛衣、厨师,或长期抱孩子等。这些动作可使拇短伸肌和拇长展肌的肌腱在腱鞘内反复摩擦,致该处肌腱与腱鞘产生无菌性炎症,局部水肿、渗出,腱鞘逐渐变厚,造成肌腱在腱鞘内的滑动受阻而发病。本患者桡骨茎突处局部疼痛、伴有弹响,为手太阴经筋所过之处,可行桡骨茎突腱鞘解结术。行针刀治疗1次,术后嘱患者3日内施术部位禁止擦洗,适当功能锻炼。治疗后患者上述症状明显缓解,拇指外展时疼痛、弹响消失。

三、肘关节解结术

1. 适应证　用于肘关节前外侧疼痛,患者表现为桡骨粗隆及肱骨外髁上方压痛明显,局部可触及条索,疼痛可向上、向下放射,肘关节伸展时疼痛加重,后期肘关节周围粘连可致屈伸活动受限。

2. 体位　患者坐位,双上肢前臂掌侧向上平放于无菌治疗床上,肘关节自然伸直并充分暴露。

3. 定点(图 1-4)

(1)桡骨粗隆肱二头肌止点处定1点。

(2)肱骨外上髁肱桡肌起点处定1点。

(3)肱桡关节间隙定1点以松解肘关节囊。

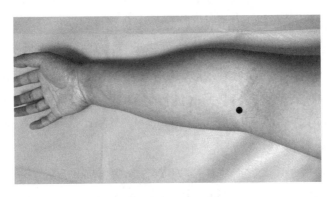

图 1-4(1)　肘关节解结术定点图 1

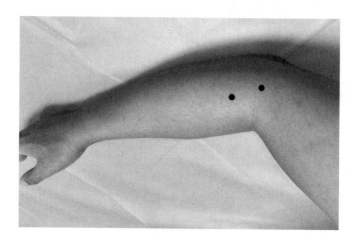

图 1-4(2)　肘关节解结术定点图 2

4. 操作

(1)桡骨粗隆肱二头肌止点:针刀体与皮肤垂直,刀口线与上肢纵轴平行,按针刀手术四步操作规程进针刀,加压快速刺入皮肤,缓慢推进,经皮肤、皮下组织、前臂筋膜、肱二头肌肌腱、肘关节囊,直达肱二头肌附着骨面,纵行疏通、横向剥离 2～3 刀后,刀下有松动感时出针刀。此处操作时要做好加压分离,避免伤及桡动脉。

(2)肱骨外上髁肱桡肌起点:针刀体与皮肤垂直,刀口线与上肢纵轴平行,按针刀手术四步操作规程进针刀,加压快速刺入皮肤,缓慢推进,经皮肤、皮下组织、肱桡肌肌腱,直达肱骨外上髁骨面,轻提刀锋,纵行切割 2～3 刀,行适度横行推剥,刀下有松动感后出针刀。注意定点时明确触及肱骨外上髁,应在其内侧定点,以避免伤及桡神经。

(3)肱桡关节间隙点:针刀体与皮肤垂直,刀口线与上肢纵轴平行,按针刀手术四步操作规程进针刀,加压快速刺入皮肤,缓慢推进,经皮肤、皮下组织到达肘关节囊,轻提刀锋,纵行切割 2～3 刀,手下有"嘣嘣"突破感即可出针刀。

5. 典型病案

案例:曹某,男,48 岁。主诉:肘关节疼痛,活动受限 1 年余。患者自诉 1 年前因外伤后出现肘关节疼痛,活动受限,疼痛主要在肘关节前外侧,屈肘时疼痛减轻,伸展时疼痛加重,当时拍 X 线片示:肘关节骨质未见明显异常变化。遂行针灸、热敷等理疗,患者疼痛有所好转,近半年患者发现肘关节伸展活动明显受限,伴有伸展时肘关节前外侧疼痛,查体时发现患者在桡骨粗隆及肱骨外髁上方、桡骨小头处可触及条索,压痛明显。食纳可,睡眠差,二便调,舌质红、苔薄白,脉弦滑。

诊断:陈旧性创伤性关节炎。

治疗:患者肘关节疼痛、活动受限,以肘关节伸展功能受限为主,被动伸展时疼痛主要集中在肘关节前外侧,以上病变部位为手太阴经筋所过之处,故行针刀手太阴经筋肘关节解结术,每周 1 次。术后嘱患者 3 日内施术部位禁止擦洗,适当功能锻炼。经 3 次治疗后,患者肘关节伸展受限明显改善,肘关节伸展时肘外侧轻微疼痛,嘱其做肘关节拉伸训练。3 个月后电话随访,患者已康复。

四、肩前解结术

1. 适应证　适用于以肩前区疼痛为主要表现的肩周炎患者,夜间尤甚,且逐渐加重,筋结点处压痛明显,可触及条索,肩关节功能活动受限,以后伸受限为主,有时会出现向颈部及肘部放射痛;胸小肌受损可出现胸闷、气短、手麻及患者圆肩驼背畸形,肩胛前区疼痛。

2. 体位　患者仰卧,双下肢伸直放平,双手自然放于胸前,使肩关节充分放松,并暴露于治疗床上。

3. 定点(图 1-5)

(1)喙突内侧缘定 1 点,以松解胸小肌在喙突的起点。

(2)肱二头肌长头肌腱通过结节间腱鞘处形成的筋结定 1 点,主要松解肱二头肌长头肌腱。

(3)肩锁关节定 1 点,以松解喙肩韧带。

(4)肱骨小结节肩胛下肌止点处定 1 点,以松解肩胛下肌。

4. 操作

(1)喙突内侧缘点:针刀体与皮肤垂直,刀口线与胸小肌肌纤维走行一致,按针刀手术四步操作规程进针刀,加压快速刺入皮肤,缓慢推进,经皮肤、皮下组织、胸大肌、胸小肌肌腱,直达喙突骨面,轻提刀锋,紧贴喙突内侧缘骨面进行松解,纵行切割 2～3 刀,横向剥离,刀下有松动感后出针刀。

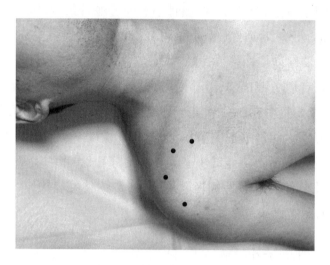

图 1-5　肩前解结术定点图

(2)肱二头肌肌腱结节间腱鞘点:针刀体与皮肤垂直,刀口线与肱二头肌短头肌纤维及结节间腱鞘走行一致,按针刀手术四步操作规程进针刀,加压快速刺入皮肤,缓慢推进,经皮肤、皮下组织、上臂筋膜、三角肌、结节间横韧带、肱二头肌长头腱鞘,进入结节间腱鞘,轻提刀锋,对筋结点进行松解,纵行切割 2～3 刀,横向剥离,刀下有松动感后出针刀。

(3)肩锁关节点:针刀体与皮肤垂直,刀口线与韧带走行平行,按针刀手术四步操作规程进针刀,加压快速刺入皮肤,缓慢推进,依次经过皮肤、皮下组织,松解肩锁韧带,轻提刀锋,纵行切割 2～3 刀,手下有"嘣嘣"突破感即可,行适度横行推剥,刀下有松动感后出针刀。

(4)肱骨小结节肩胛下肌止点:针刀体与皮肤垂直,刀口线与肌纤维方向保持一致,按针刀手术四步操作规程进针刀,加压快速刺入皮肤,缓慢推进,依次经皮肤、皮下组织、上臂筋膜、三角肌、结节间横韧带,直达肱骨小结节骨面,轻提刀锋,纵行切割 2～3 刀,可适度横行推剥,刀下有松动感后出针刀。

5. 典型病案

病例:张某,女,56岁。主诉:肩关节疼痛、活动受限3月余,加重1周。患者诉3个月前受凉后出现肩关节疼痛,活动后疼痛可缓解,未予重视。近1周自觉症状加重,以肩关节后伸时疼痛明显,且上举、后伸动作受限。查体:喙突(胸小肌、肱二头肌短头附着点),肱骨小结节(肩胛下肌附着点),肱二头肌结节间腱鞘处,肩锁关节附近压痛明显,可触及痛性结节。食纳可,睡眠可,便秘,舌质红、苔薄白,脉弦滑。

诊断:肩周炎。

治疗:本例患者因受凉出现肩关节疼痛及功能受限。附着于喙突的胸小肌、肱二头肌短头挛缩,使上肢上举功能受限;附着于肱骨小结节的肩胛下肌受损可使上肢内旋功能受限,从而影响上肢后伸。以上组织均为手太阴经筋所过之处,故行肩前解结术,每周1次,3次1个疗程。术后嘱患者3日内施术部位禁止擦洗,注意休息。经2次治疗后,肩关节疼痛明显减轻,上举、后伸动作只轻微受限,嘱患者做肩关节功能训练。

五、缺盆解结术

1. 适应证　适用于颈前区疼痛或颈项部及肩关节疼痛,可伴有咽喉不适及堵塞感,或肩关节活动受限。检测时锁骨上方、胸骨柄上方及乳突处压痛明显,可触及条索、结节。

2. 体位　患者取仰卧位,双下肢自然伸直,颈肩区下面垫一薄枕,头自然后仰使胸锁乳突肌和颈阔肌处于自然拉伸状态,颈前区充分暴露。

3. 定点(图1-6)

(1)双侧胸锁关节各定1点。

(2)双侧颈阔肌锁骨上方附着点各定1～2点。

4. 操作　针刀体与皮肤垂直,刀口线与纵轴平行,按针刀手术四步操作规程进针刀,加压快速刺入皮肤,缓慢推进,经皮肤、皮下组织,至锁骨或胸骨柄骨面,轻提刀锋,纵行切割2～3刀,可调转刀口线在骨面上切断部分肌纤维。

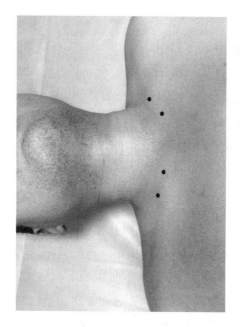

图 1-6　缺盆解结术定点图

5. 典型病案

病例:王某,女,49 岁。主诉:颈前区疼痛伴咽喉部不适 1 个月。患者自述 1 个月前因落枕后出现颈前区疼痛,逐渐出现颈项部疼痛伴肩关节疼痛,咽喉部不适及堵塞感,疼痛在低头及肩关节后伸时可减轻,头后仰时加重。查体:颈阔肌、胸锁乳突肌在锁骨及胸骨柄处有明显的痛性结节。食纳可,睡眠可,二便调,舌质红、苔薄白,脉弦。

诊断:颈椎病。

治疗:手太阴经筋循行结聚于缺盆,胸锁乳突肌、颈阔肌是颈前区的主要肌群,维持头的正常位置,长期低头及伏案工作使这两块肌肉出现失用性萎缩,颈项部肌群被动牵拉出现上颈项部疼痛不适;由于颈项部肌群萎缩,僵硬,从而导致头后仰时颈前区被动牵拉发生疼痛。受损部位为手太阴经筋所过之处,予缺盆解结术,每周 1 次,3 次为 1 个疗程。术后嘱患者 3 日内施术部位禁止擦洗,注意休息。经 2 次治疗后,患者颈前区、颈项受损部疼痛明显好转,咽喉不适及堵塞感消失,头后仰时颈肩部疼痛明显减轻。

六、胸部解结术

1. **适应证** 适用于胸前区疼痛伴胸闷、气短、咳嗽患者。症见胸大肌锁骨、胸骨体附着处,前锯肌在肋骨面附着处压痛明显,可触及痛性结节,严重者可影响肩关节活动(尤其是后伸功能受限),部分女患者可伴有乳腺增生。

2. **体位** 患者取仰卧位,双下肢自然伸直,双手放于身体两侧,充分暴露胸部。

3. **定点**(图 1-7)

(1)胸大肌在胸骨、锁骨附着处定 5 ～ 6 点。

(2)胸小肌在喙突附着处定 1 点。

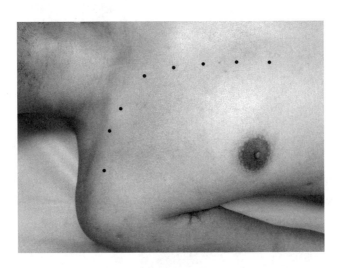

图 1-7　胸部解结术定点图

4. **操作** 针刀体与皮肤垂直,刀口线与肌纤维方向平行,按针刀手术四步操作规程进针刀,加压快速刺入皮肤,缓慢推进,经皮肤、皮下组织,到达骨面,轻提刀锋,刀体紧贴骨面,沿肌纤维平行方向切割 2 ～ 3 刀,刀体到骨面后可调转刀口线切断部分肌纤维,刀下松动感时出刀。

5. **典型病案**

案例:王某,男,52 岁。主诉:胸前区疼痛伴胸闷、气短 3 月余。患者诉3个月前锻炼后出现胸前疼痛伴胸闷、气短,自行口服速效救心丸后病情无缓解,查胸片及心电图未见明显异常,患者诉上述症状做扩胸运动时加重、低头含胸时缓解。查体:患者含胸驼背,胸大肌在锁骨、胸骨体附着处压痛明显,可触及痛性结节。食纳可,睡眠可,二便调,舌质暗、苔薄黄,脉细涩。

诊断:心脏神经官能症。

治疗:患者因长期过度活动、姿势不良,致胸大肌锁骨、胸骨体及胸小肌附着处损伤,胸大肌、胸小肌痉挛,肩关节过度屈曲、内收、内旋,故见胸闷、气短、含胸驼背,疼痛做扩胸运动时加重、低头含胸时缓解。此处为手太阴经筋所过之处,故行胸部解结术,每周1次,3次为1个疗程。术后嘱患者3日内施术部位禁止擦洗,注意休息。经3次治疗后,患者症状明显缓解。

(李伟青　封歌俊　邱连利)

第二章　手阳明经筋

第一节　概　述

　　手阳明经筋是经筋系统中的重要组成部分,起于大指次指末端,沿上臂前外侧上行,经肩前部,最终到达头面部。临床治疗时,应在经筋循行所过之处查找阳性病灶点,以确定治疗部位,通过对筋结病灶处切割剥离,以达到理筋散结,疏通气血,改善功能障碍的目的。目前,临床常用的针刀治疗技术主要有手三阳关解结术、肱骨外上髁解结术、手三阳经筋肩部解结术。在临床实际操作中,并不局限于上述针刀治疗技术,应以手阳明经筋循行所过之处的筋结点(阳性病灶点)为治疗部位,通过对筋结病灶处切割剥离,以达到理筋散结、疏通气血、改善功能障碍的目的。

第二节　手阳明经筋循行与分布

一、原文及释义

　　原文:手阳明之筋,起于大指次指之端,结于腕,上循臂,上结于肘外,上臑,结于髃;其支者,绕肩胛,挟脊;直者,从肩髃上颈;其支者,上颊,结于頄;直者,上出手太阳之前,上左角,络头,下右颔(《灵枢·经筋》)(图2-1)。

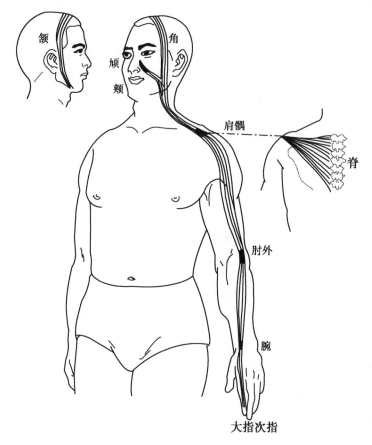

图 2-1 手阳明经筋循行示意图

释义:手阳明经筋从示指末端起始,结于腕背,沿臂上行,结于肘外,再经上臂,结于肩髃部;它的分支,绕肩胛,夹脊柱两旁;直行的从肩髃部上颈;分支上行面颊,结于颃(鼻旁),上行的出走手太阳经筋前方,上左额角,络头部,下向右侧额部。

二、古医家注释

《针灸甲乙经·经筋》:"手阳明之筋,起于大指次指之端,结于腕,上循臂,上结于肘,上绕臑,结于髃。其支者,绕肩胛,夹脊;其直者,从肩髃上颈;其支者,上颊结于頄;其直者,上出手太阳之前,上左角,络头,下右额。"

第三节　相关解剖

一、起于大指次指之端,结于腕

1. **拇长伸肌**　前臂后群深肌之一。起于桡、尺骨背面和骨间膜,止于拇指远节指骨底。

主要功能:伸拇指。

支配神经:桡神经。

筋结点主要分布于拇长伸肌在拇指远节指骨处的附着点,以及该肌与腕背侧韧带交合处。

2. **拇短伸肌、拇长展肌**　详见"手太阴经筋"篇。

3. **示指伸肌**　在尺骨与桡骨之间。起自桡、尺骨和骨间膜的背面,止于示指的指背腱膜。

主要功能:伸示指并协助伸腕。

神经支配:桡神经。

筋结点主要分布于该肌起止点及腕背部肌纤维与腕背侧韧带交合处。

4. **手腕部韧带**

(1)腕桡、尺侧副韧带:桡侧副韧带呈三角形,附于肱骨外上髁与桡骨环状韧带之间。尺侧副韧带也呈三角形,起自肱骨内上髁,呈放射状止于尺骨半月切迹的边缘,有防止肘关节侧屈的作用。

(2)腕背侧韧带:又称伸肌支持带。由腕背部深筋膜增厚而成,其内侧附于尺骨茎突和三角骨,外侧附于桡骨远端外侧缘,腕背侧韧带向深方发出5个纤维隔附于尺、桡骨的背面,使之形成6个骨纤维性管道,9块前臂后群肌的肌腱及腱鞘在管内通过。

二、上循臂,上结于肘外,上臑,结于髃

1. **桡侧腕长伸肌**　呈三棱锥形,肌前面被肱桡肌掩盖,后邻桡侧腕

短伸肌。起于肱骨外上髁,止于第二掌骨底的背面。

主要功能:屈肘。

神经支配:桡神经。

筋结点主要分布于桡侧腕长伸肌在肱骨外上髁、第二掌骨底背面的附着点,及肱桡关节间隙处。

2. 桡侧腕短伸肌　肌腹呈内缘薄锐、外缘肥厚的梭形,起于肱骨外上髁,止于第三掌骨底背面。

主要作用:伸桡腕关节。

神经支配:桡神经。

筋结点主要分布于桡侧腕短伸肌在肱骨外上髁、第三掌骨底背面的附着点,及肱桡关节间隙处。

3. 指伸肌　起于肱骨外上髁,下行至前臂后端,最后分成四条肌腱,止于第2～5指中节和远节指骨底。

主要功能:伸指、伸腕。

神经支配:桡神经。

筋结点主要分布于指伸肌在肱骨外上髁、第2～5指中节和远节指骨底处的附着点,以及肱桡关节间隙处。

4. 旋后肌　位于前臂背面的上方,短而扁,为肱桡肌、桡侧腕长伸肌、桡侧腕短伸肌、指总伸肌等所覆盖;起于肱骨外上髁,止于桡骨前面上1/3。

主要作用:前臂旋后。

神经支配:桡神经。

筋结点主要分布于旋后肌在肱骨外上髁、桡骨上端处的附着点,及肱桡关节间隙处。

5. 肱桡肌、肱肌、三角肌、桡骨与肱骨　详见"手太阴经筋"篇。

6. 肘关节囊及相关韧带

(1)肘关节囊:为致密结缔组织膜构成的囊,附着于关节面周缘及其相邻的骨面上,并与骨膜融合,分内、外两层。

(2)桡骨环状韧带:位于桡骨环状关节面的周围,两端附着于尺骨桡切迹的前、后缘,与尺骨桡切迹共同构成一个上口大、下口小的骨纤维环来容纳桡骨头,防止桡骨头脱出。

(3)桡侧副韧带:位于肘关节囊桡侧,起于肱骨外上髁,向下止于桡骨环状韧带的纤维束。呈三角形,有防止肘关节侧屈的作用。筋结点主要分布于该韧带在肱骨外上髁及桡骨环状韧带的附着点处。

三、其支者,绕肩胛,挟脊

1. 斜方肌 位于项部和背部的皮下,一侧呈三角形,左右两侧相合成斜方形。斜方肌将肩带骨与颅底和椎骨连在一起,起悬吊肩带骨的作用。起自上项线、枕外隆凸、项韧带、全部胸椎的棘突,止于锁骨外 1/3、肩峰、肩胛冈。

主要作用:拉肩胛骨向中线靠拢,上部纤维提肩胛骨,下部纤维降肩胛骨。

神经支配:副神经。

2. 菱形肌 分为大菱形肌和小菱形肌,在解剖上位于斜方肌中部深面,为一对菱形状的扁肌。起于下位颈椎和上位胸椎棘突;止于肩胛骨内侧缘。

主要作用:上提和内牵肩胛骨。

神经支配:肩胛背神经。

筋结点主要分布于该肌在颈椎和胸椎棘突上的附着点处。

3. 上后锯肌 位于肩背部深面,部分肌纤维与表浅的菱形肌平行。起于第 6、7 颈椎和第 1、2 胸椎棘突;止于第 2～5 肋骨角的外方。

主要作用:提肋。

神经支配:肋间神经。

筋结点主要分布于该肌在第 6、7 颈椎和第 1、2 胸椎棘突附着点处。

4. 冈上肌 起于冈上窝,向外行经喙肩弓之下,以扁阔之腱止于大结节最上部小骨面,且与关节囊紧密结合形成肩袖的顶和肩峰下囊的底。因此,它是肩峰下区极其重要的内容之一。也是肩部容易出现问题的常见部位,最终可发生肩关节功能紊乱。

主要作用:外展肩关节。

神经支配:肩胛上神经。

5. **冈下肌**　位于冈下窝及肩背部,肌肉较丰满,起于冈下窝的内侧半,部分肌纤维向外上方移行为短而扁的肌腱,经关节囊的后方参与肩袖的构成。该肌止于肱骨大结节,受肩胛上神经支配,且肩胛上神经止于冈下窝。

主要作用:内收、外旋肩关节。

神经支配:肩胛上神经。

6. **小圆肌**　位于冈下肌下方,冈下窝内,肩关节的后面。起始于肩胛骨的腋窝缘上 2/3 背面,经肩关节后部,抵止于肱骨大结节下部。

主要作用:外旋肩关节。

神经支配:腋神经。

7. **肩部滑囊**

(1)肩峰下滑囊:肩峰下滑囊为人体最大的滑囊之一,位于肩峰、喙肩韧带及三角肌深面筋膜的下方,肩袖和肱骨大结节的上方。

(2)肩胛下肌滑囊:肩胛下肌滑囊又称肩胛下隐窝滑囊,位于喙突前下方,盂肱韧带中上份之间,肩胛下肌腱与肩胛骨前表面之间,肩关节囊向前的延伸,向上延伸至肩胛下肌腱的上缘,类似一个悬挂的挎包。

(3)喙突下滑囊:位于肩胛下肌腱上方,喙突、肱二头肌短头肌腱及喙肱肌下方,在喙突下方向后延伸,并不是所有人都出现,为非原生滑囊。

(4)肩峰皮下囊:位于皮肤与肩峰背面之间的滑膜囊。

8. **肩部韧带**

(1)肩锁韧带:为肩关节囊上部增厚的部分,呈长方形,连结锁骨肩峰端的上面之间。筋结点主要分布于肩锁韧带在锁骨及肩峰处的附着点。

(2)喙肩韧带:为三角形的扁韧带,连于肩胛骨的喙突与肩峰之间。它与喙突、肩峰共同构成喙肩弓,架于肩关节上方,有防止肱骨头向上脱位的作用。筋结点主要分布于喙肩韧带在喙突及肩峰处的附着点。

(3)喙锁韧带:喙锁韧带为联系锁骨与肩胛骨喙突的韧带,起于肩胛骨的喙突,向后上部伸展,止于锁骨外端下缘,分为斜方韧带及锥状韧带,可保证肩锁关节在垂直方向上的稳定。筋结点主要分布于喙锁韧带在喙突及锁骨处的附着点。

(4)喙肱韧带：为一宽而强的韧带，起自喙突根部的外侧缘，斜向外下方，达肱骨大结节的前面，与冈上肌腱相愈合。其前缘和上缘游离，后续和下缘与关节囊相愈合。此韧带可加强关节囊上部，并能限制肱骨向外侧旋转，还能防止肱骨头向上方脱位。筋结点主要分布于喙肱韧带在喙突及肱骨大结节处的附着点。

9. 桡神经、桡动脉、腋动脉、腋静脉　详见"手太阴经筋"篇。

10. 旋肱前动脉　腋动脉第三段的分支。绕肱骨外科颈前面分布至邻近肌、骨膜和肩关节囊。

四、直者，从肩髃上颈

颈阔肌：位于颈部两侧。起于三角肌筋膜、胸大肌筋膜；止于下颌骨下缘、腮腺咬肌筋膜。

主要作用：紧张颈部皮肤。

神经支配：面神经颈支。

筋结点主要分布于颈阔肌在锁骨与胸锁乳突肌的交合处，以及该肌在下颌骨处的附着点。

五、其支者，上颊，结于頄

1. 二腹肌　前腹起于下颌骨二腹肌窝；后腹起于乳突切迹，两个肌腹以中间腱相连，中间腱借筋膜形成滑车系于舌骨。

主要作用：上提舌骨，降下颌骨。

神经支配：前腹为三叉神经，后腹为面神经。

筋结点主要分布于二腹肌在乳突处的附着点。

2. 咬肌　位于面部，起自颧弓后 1/3，止于咬肌粗隆，上提下颌骨。咬肌分为咬肌深部和咬肌浅部。

主要作用：上提下颌骨（闭口）。

神经支配：咬肌神经。

3.　颧大肌　起于颧骨颧颞缝前方,止于口角和上唇皮肤,并加入口轮匝肌。

主要作用:牵口角向外上方。

神经支配:面神经颧支。

4.　笑肌　起于腮腺咬肌筋膜,止于口角部皮肤。

主要作用:牵拉口角向外侧。

神经支配:面神经。

六、直者,上出手太阳之前,上左角,络头,下右颔

1.　眼轮匝肌　其围绕眼裂周围皮下,为椭圆形扁肌,深面紧贴眶部骨膜及睑筋膜浅面。

主要作用:眨眼,闭眼,扩大泪囊使泪液流通。

神经支配:面神经颞支和颧支。

2.　枕额肌额腹　起于帽状腱膜;枕腹:起于枕骨上项线,止于眉部皮肤、帽状腱膜。额肌与枕肌之间的腱膜,叫帽状腱膜。帽状腱膜位于颅顶,前连额肌,后连枕肌,紧贴骨膜。

主要作用:提眉、下牵皮肤;后牵头皮。

神经支配:面神经颞支和耳支。

筋结点主要分布于上项线、枕外隆凸、帽状腱膜处。

第四节　手阳明经筋主病及临床表现

一、原文及释义

原文:其病当所过者支痛及转筋,肩不举,颈不可左右视(《灵枢·经筋》)。

释义:在所经过之处可出现强直、酸痛及痉挛,肩关节不能高举,颈不能向两侧转动。

二、临床表现

1. 手阳明经筋起自示指背侧,结于腕背,上循前臂桡侧,结于肘外侧肱骨外上髁。其病损后可出现腕背、桡骨茎突部、前臂桡侧疼痛,拇指、腕活动受限,拇指外展阻抗或腕尺倾疼痛加重,疼痛向前臂、肘部放射;或肘外侧疼痛,手腕背伸时加重,疼痛向腕部示指放射,也可向肩背部放射。

2. 手阳明经筋从肘上行,循上臂外侧肌间沟至肩,沿三角肌后束斜上颈侧,与手太阳经筋交会。其支脉贯绕肩胛,循冈上窝达脊柱。其病损后可出现肩后及肩胛上窝疼痛,上肢外展阻抗时疼痛;亦可伴有肩颈僵痛、背部沉重、胸闷、心悸、头晕、失眠、头痛等症状。

3. 手阳明经筋从肩前上颈,至面颊,结于颧部,沿手太阳经筋之前上头角,过前额,抵对侧颔面,亦合足阳明经筋。其病损后可出现颈前不适感、咽痛、咽部异物感、吞咽不畅、恶心、呕吐、胸闷、心悸、偏头痛、前额痛、面灼痛、耳鸣、耳聋、重听、牙痛等症状。

第五节 针刀治疗

一、手三阳关解结术

手三阳关解结术由手阳明经筋阳溪解结术、手少阳经筋阳池解结术与手太阳经筋阳谷解结术共同构成。

1. 适应证 腕背侧疼痛,腕无力,腕功能障碍,前臂背侧疼痛,旋后时加重,根据手三阳经筋循行及功能,目前手三阳关解结术不仅应用于局部疾病的治疗,对于网球肘、肩周炎、上肢痿痹以及头面五官疾病亦有一定疗效。

2. 体位 坐位或仰卧位,手掌心向下平放于治疗台上。

3. 定点(图 2-2)

(1)手阳明经筋阳溪解结术:桡侧腕长伸肌在第二掌骨底背侧面的止

点处定一点。

（2）手少阳经筋阳池解结术：指总伸肌在第四掌骨底背侧面形成的筋结定一点。

（3）手太阳经筋阳谷解结术：小指伸肌在第五掌骨底背侧面形成的筋结定一点。

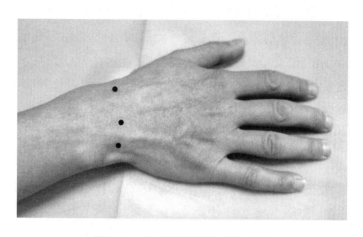

图2-2　手三阳关解结术定点图

4. 针刀操作

（1）手阳明经筋阳溪筋结点：针刀体与皮肤垂直，刀口线与桡侧腕长伸肌肌纤维走行一致，按针刀手术四步操作规程进针刀，加压快速刺入皮肤，缓慢推进，经皮肤、皮下组织、前臂筋膜、桡侧腕副韧带，进入第二掌骨底腕掌侧背韧带，直达骨面，轻提刀锋，纵行疏通、横向剥离2～3下，刀下有松动感后出针刀。

（2）手少阳经筋阳池筋结点：针刀体与皮肤垂直，刀口线与桡侧腕长伸肌肌纤维走行一致，按针刀手术四步操作规程进针刀，加压快速刺入皮肤，缓慢推进，经皮肤、皮下组织、腕背伸横韧带、伸指肌腱、指总伸肌腱，进入第四掌骨底腕掌侧背韧带，直达骨面，轻提刀锋，纵行疏通、横向剥离2～3下，刀下有松动感后出针刀。

（3）手太阳经筋阳谷筋结点：针刀体与皮肤垂直，刀口线要与小指伸肌肌纤维、手背静脉弓及尺神经手背支走行一致，按针刀手术四步操作规程进针刀,加压快速刺入皮肤,缓慢推进,经皮肤、皮下组织、前臂筋膜、腕背侧韧带、尺侧腕伸肌、尺侧副韧带,进入第五掌骨底腕掌侧背韧带,轻提刀锋,纵行疏通、横向剥离 2～3 下,刀下有松动感后出针刀。

5. 典型病案

病例:李某,女,67 岁,农民。主诉:左侧腕关节疼痛半年余,加重 5 天。患者半年前无明显诱因出现左侧腕关节疼痛,背伸、掌屈活动受限,提重物、拧毛巾及扫地等动作疼痛加重,偶伴有肿胀,否认晨僵;自行贴敷膏药后症状有所改善;在当地医院查风湿四项、双手 X 线片均正常,间断口服抗炎止痛药治疗,效果不显;于 5 天前因提重物后上述症状再次加重,今患者为求进一步系统治疗,遂就诊于我科门诊。症见:患者神清,精神可,左侧腕关节疼痛,背伸、掌屈活动受限,提重物、拧毛巾及扫地等动作疼痛加重,偶伴有肿胀。腕关节、桡侧腕长伸肌可触及压痛点。食纳可,夜寐佳,二便调。查:伸屈受限,尺桡偏受限,腕关节压痛(+)。彩超:腕关节滑膜增厚。

诊断:腕关节滑膜炎。

治疗:手阳明经筋起于示指桡侧端,沿示指桡侧上行,循行于第一、二掌骨之间,沿前臂桡侧进入肘外侧。所过之处在腕关节桡侧有桡侧腕长伸肌、指总伸肌、小指伸肌经过,其受损时伸腕功能受限,故见腕关节疼痛,背伸活动受限;掌屈时,腕关节肌肉群被动牵拉,故见腕关节疼痛、掌屈活动受限。拟行针刀手三阳关解结术。每周 1 次,3 次为 1 个疗程。经 1 个疗程治疗后,上述症状基本消失。

二、肱骨外上髁解结术

1. 适应证　主要适用于肘关节外上侧疼痛,用力握拳及前臂做旋前伸肘动作(如拧毛巾、扫地等)时加重,如肱骨外上髁炎等。

2. 体位　患者仰卧位,双肘关节屈曲,双手置于双侧髂嵴处,充分暴露双肘关节。

3. 定点(图 2-3)

(1)肱桡关节间隙定 1～2 点:主要松解肘关节桡侧副韧带、桡侧腕长伸肌、桡侧腕短伸肌、指伸肌、小指伸肌、尺侧腕伸肌。

(2)尺桡关节间隙定1～2点:主要松解桡骨环状韧带。

(3)肱尺关节间隙定1～2点:主要松解肘肌、肘关节囊。

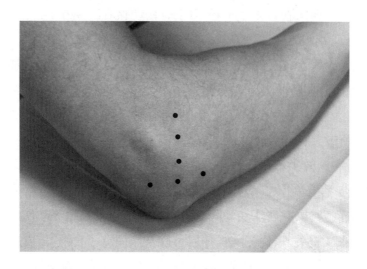

图2-3 肱骨外上髁解结术定点图

4. **针刀操作** 肱桡关节间隙、尺桡关节间隙、肱尺关节间隙呈"丁"字松解;针刀松解时,刀口线要与相关肌肉及骨间返动脉、桡神经走行一致,遵循定向、加压、分离、刺入针刀操作规程,将坚硬的组织松解分离,高压力的地方减张减压即可。

(1)肱桡关节间隙点:针刀体与皮肤垂直,刀口线与上肢纵轴平行,按针刀手术四步操作规程进针刀,加压快速刺入皮肤,缓慢推进,经皮肤、皮下组织、桡侧副韧带,进入肘关节囊,手下有"嘣嘣"突破感即达关节间隙,轻提刀锋,纵行疏通、横向剥离2～3下,刀下有松动感后出针刀。

(2)肱尺关节间隙点:针刀体与皮肤垂直,刀口线与上肢纵轴平行,按针刀手术四步操作规程进针刀,加压快速刺入皮肤,缓慢推进,经皮肤、皮下组织进入肘关节囊,手下有"嘣嘣"突破感即达关节间隙,轻提刀锋,纵行疏通、横向剥离2～3下,刀下有松动感后出针刀。

(3)尺桡关节间隙点:针刀体与皮肤垂直,刀口线与肘肌及骨间返动脉走行一致,按针刀手术四步操作规程进针刀,加压快速刺入皮肤,缓慢推进,经皮肤、皮下组织、桡骨环状韧带,手下有"嘣嘣"突破感即达关节间隙,轻提刀锋,纵行疏通、横向剥离 2 ～ 3 下,刀下有松动感后出针刀。

5. 典型病案

病例:患者,男,43 岁,主诉:肘关节疼痛、活动受限 2 年余。患者自诉 2 年余前因劳累后出现肘关节疼痛,活动受限,疼痛主要在肘关节前外上方,旋前伸肘(以扫地、拧毛巾尤甚)时疼痛加重,于当地医院就诊,行 X 线片检查示:肘关节骨质未见明显异常变化;彩超检查未见异常。给予针灸、热敷等理疗,疼痛有所好转,近半年上述症状加重,屈曲活动受限,查体:桡骨粗隆及肱骨外髁上方压痛明显。

诊断:肱骨外上髁炎。

治疗:手阳明经筋循行结聚于肘关节,肱肌、肱桡肌为屈肘关节的核心肌群,患者屈曲肘关节时,肘关节屈肌群被动牵拉,出现手阳明经筋循行线路上的疼痛,故行针刀手阳明经筋肱骨外上髁解结术。每周 1 次,经 3 次治疗后,上述症状基本消失。

三、手三阳经筋肩部解结术

手三阳经筋肩部解结术主要包括斜方肌解结术,三角肌起点解结术,肩胛骨后区解结术,大、小菱形肌解结术,肱骨大结节解结术,肩胛内上角解结术。在临床治疗中,上述技术既可单独应用,亦可多种技术联合应用。

1. 适应证 适用于肩关节疼痛不适,以前屈后伸、外展内收、旋内旋外、抬肩降肩等活动受限为主要表现者。

2. 体位 患者俯卧位。

3. 定点

(1)斜方肌解结术:于斜方肌在肩峰上缘、锁骨上缘及肩胛冈上缘附着点处定 3 ～ 4 点,呈 C 形松解;主要松解斜方肌的止点、肩锁韧带及肩峰皮下囊(图 2-4)。

(2)三角肌起点解结术:于三角肌在肩峰下缘、肩胛冈下缘附着点处定 3 ～ 4 点,亦呈 C 形松解;主要松解三角肌起点、肩峰下滑囊及三角肌滑囊(图 2-5)。

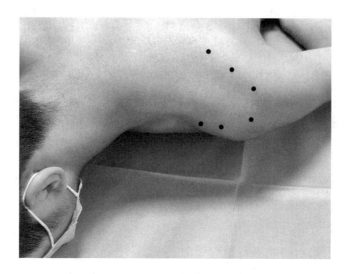

图2-4　斜方肌解结术定点图

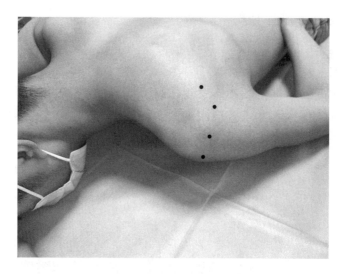

图2-5　三角肌起点解结术定点图

（3）肩胛骨后区解结术：于冈下肌、小圆肌、大圆肌在肩胛骨冈下窝形成的筋结点处定点，通过疏通手三阳经阳气，使肩关节局部血液循环畅通，达到通络止痛之效（图2-6）。

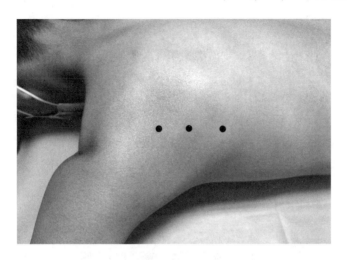

图 2-6 肩胛骨后区解结术定点图

（4）大、小菱形肌解结术：于大、小菱形肌在肩胛骨内侧缘的止点处定 3～4 点，在椎体棘突的起点处定 3～4 点；主要松解大小菱形肌的起止点，解除局部张力，调整前后力线的平衡（图 2-7）。

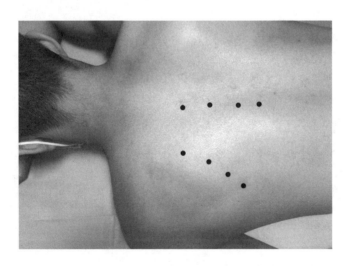

图 2-7 大、小菱形肌解结术定点图

（5）肱骨大结节解结术：于冈上肌、冈下肌、小圆肌、肩胛下肌在肱骨结节附着点处定 3～4 点，呈 C 形松解；主要松解上述诸肌在肱骨大、小结节的止点（图 2-8）。

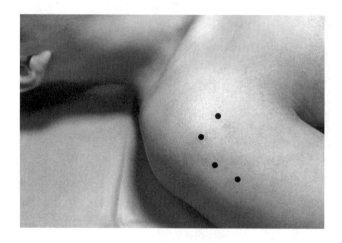

图 2-8　肱骨大结节解结术定点图

(6)肩胛内上角解结术:肩胛提肌在肩胛内上角附着点处定 2～3 点,主要松解肩胛提肌在肩胛内上角处形成的筋结点(图 2-9)。

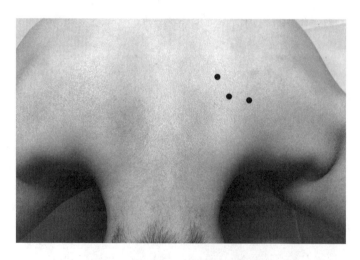

图 2-9　肩胛内上角解结术定点图

4. 针刀操作

(1)斜方肌筋结点:针刀操作时,针刀体与皮肤垂直,刀口线与斜方肌肌纤维走行一致,按针刀手术四步操作规程进针刀,加压快速刺入皮肤,缓慢推进,经皮肤、皮下组织直达锁骨、肩峰、肩胛冈上缘骨面,在骨面上缘进行针刀松解,纵行疏通、横向剥离 2～3 下,刀下有松动感后出针刀。

(2)三角肌起点:针刀操作时,针刀体与皮肤垂直,刀口线与三角肌肌纤维走行一致,按针刀手术四步操作规程进针刀,加压快速刺入皮肤,缓慢推进,经皮肤、皮下组织直达锁骨中外 1/3、肩峰、肩胛冈下缘骨面,轻提刀锋,纵行疏通、横向剥离 2～3 下,刀下有松动感后出针刀。

(3)肩胛骨后区点:针刀操作时,针刀体与皮肤垂直,刀口线与冈下肌、小圆肌、大圆肌肌纤维走行一致,按针刀手术四步操作规程进针刀,加压快速刺入皮肤,缓慢推进,经皮肤、皮下组织进入筋结点处,遵循"坚紧者,破而散之"的原则,在此处进行针刀松解,纵行疏通、横向剥离 2～3 下,刀下有松动感后出针刀。

(4)菱形肌筋结点:针刀操作时,针刀体与皮肤垂直,刀口线与大、小菱形肌肌纤维垂直,与肩胛背动脉走行一致,按针刀手术四步操作规程进针刀,加压快速刺入皮肤,缓慢推进,经皮肤、皮下组织进入,直达骨面,提起刀锋,纵行疏通、横向剥离 2～3 下,刀下有松动感后出针刀。

(5)肱骨大结节筋结点:针刀操作时,针刀体与皮肤垂直,刀口线与肱骨走行一致,按针刀手术四步操作规程进针刀,加压快速刺入皮肤,缓慢推进,经皮肤、皮下组织进入,直达骨面,轻提刀锋,纵行疏通、横向剥离 2～3 下,刀下有松动感后出针刀。

(6)肩胛内上角筋结点:针刀操作时,针刀体与皮肤垂直,刀口线与肩胛提肌肌纤维走行一致,按针刀手术四步操作规程进针刀,加压快速刺入皮肤,缓慢推进,经皮肤、皮下组织直达肩胛内上角骨面,紧贴骨面对肩胛提肌进行松解,刀下有松动感后出针刀。

5. 典型病案

病例:吴某,女,32 岁。主诉:肩背部疼痛 1 年余。患者自诉 1 年前因受凉、劳累后出现肩背疼痛,吸气时疼痛可加重,无活动受限,疼痛主要在肩胛骨斜内侧,轻微活动后疼痛减轻,劳累久坐疼痛加重,在某三甲医院查颈椎、胸部正侧位片、胸椎 MRI 等相关检查未见明显异常。口服中药及抗炎止痛类西药未见明显好转,曾在多家三甲医院就诊,检查均未见异常,治疗效果不显。近 3 天疼痛加重。遂来我科门诊治疗,症见:肩背疼痛,吸气时疼痛可加重,食纳可,睡眠差,二便调,舌质红、苔薄白,脉沉。查体:肩胛骨下方、1～4 胸椎左侧局部可触及条索,压痛明显。

诊断:菱形肌损伤。

治疗:手阳明经筋循行结聚于肩胛区,大、小菱形肌附着于此,劳累后被动牵拉出现手阳明经筋循行线路上的疼痛,故行针刀手阳明经筋大、小菱形肌解结术,每周 1 次,经 1 次治疗后,疼痛明显减轻;3 次治疗后,症状基本缓解,嘱患者做肩背部功能训练。

(李伟青　张　叶　王海东)

第三章　足阳明经筋

第一节　概　　述

　　足阳明经筋是经筋体系中的重要一支,起于足二至四趾,向上行至膝部,分支与足少阳经筋相合,直行上布于腹部至头面部,在鼻旁与足太阳经筋相合。足阳明经筋理论指导下的针刀治疗技术有面肌解结术、腹外三肌解结术、膝六刀解结术、踝关节解结术和治痿独取阳明解结术。在临床实际操作中,并不局限于上述针刀治疗技术,应以足阳明经筋循行所过之处的筋结点(阳性病灶点)为治疗部位,通过对筋结病灶处切割剥离,以达到理筋散结、疏通气血、改善功能障碍的目的。

第二节　足阳明经筋循行与分布

一、原文及释义

　　原文:足阳明之筋,起于中三指,结于跗上,邪(斜)外上加于辅骨,上结于膝外廉,直上结于髀枢,上循胁,属脊;其直者,上循骭,结于膝;其支者,结于外辅骨,合少阳;其直者,上循伏兔,上结于髀,聚于阴器,上腹而布,至缺盆而结,上颈,上挟口,合于頄,下结于鼻,上合于太阳,太阳为目上网,阳明为目下网;其支者,从颊结于耳前(《灵枢·经筋》)(图3-1)。

　　释义:足阳明经筋起于足二至四趾,结于足背,斜向外行至腓骨,上结于膝外侧,直上结于髀枢(髋关节部),再上沿胁部联属于脊;其直行的一支,

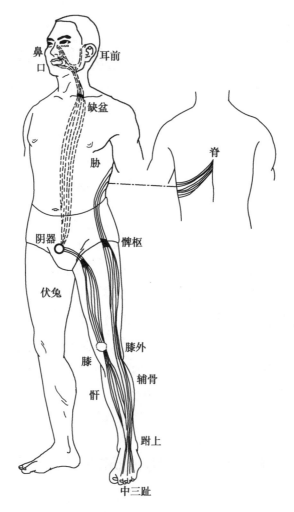

图 3-1　足阳明经筋循行示意图

从足背向上沿胫骨,结于膝部;由此分出的经筋结于外辅骨部,与足少阳经筋合并;直行的沿伏兔(股四头肌)上行,结于髀部而聚于阴器。再向上布于腹部,上行结聚于缺盆,再上颈,夹口,合于鼻旁颧部(顺)。继而下结于鼻,复从鼻旁合于足太阳经筋。太阳经筋维络上眼睑(目上网),阳明经筋维络下眼睑(目下网),另一支从颧部分出,通过颊部,结聚于耳前。

二、古医家注释

《针灸甲乙经·经筋》:原文基本同《灵枢》,"挟"做"侠","网"做"纲"。

《黄帝内经太素·经筋》："足阳明之筋,起于中三指,结于跗上,邪外上加于辅骨,上结于膝外廉,直上结于髀枢,上循胁属脊(刺疟者,刺足阳明十指间,是知足阳明脉入于中指内间外间,脉气三指俱有,故筋起于中指,并中指左右二指,故曰中三指也。有本无'三'字。髋骨如臼,髀骨如枢,髀转于中,故曰髀枢也)。其直者,上循结于膝。其支者,结于外辅骨,合少阳;直者上循伏兔,上结于髀,聚于阴器,上腹而布,至缺盆结(布,谓分布也)。上颈,上侠口,合于顷,下结于鼻,上合于太阳,太阳为目上纲,阳明为目下纲。其支者,从颊结于耳前(太阳为目上纲,故得上眦动也;阳明为目下纲,故得下眦动也)。"

《类经·经络类》："足阳明之筋……上循胁属脊(中三指,即足之中指,厉兑之旁也。结于跗上冲阳之次,乃从足面邪行,出太阴、少阳两筋之间,上辅骨,结于膝之外廉,直上髀枢,行少阳之前,循胁向后,内属于脊)。其直者,上循骭,结于膝。其支者,结于外辅骨,合少阳(骭,足胫骨也。其直者,自跗循骭,结于膝下外廉三里之次,以上膝髌中。其支者,自前跗上邪外上行,结于外辅骨阳陵泉之分,与少阳相合)。其直者……聚于阴器,上腹而布(此直者,由膝髌直上,循伏兔,髀关之分,结于髀中,乃上行聚于阴器,阴阳总宗筋之会,会于气街而阳明为之长也。乃自横骨之分,左右夹行,循天枢、关门等穴,而上布于腹,此上至颈,皆刚筋也)。至缺盆而结……阳明为目下网(自缺盆上颈中人迎穴,乃循颐颊上挟口吻,与阳跷会于地仓,上合于颧髎,下结于鼻旁,复上睛明穴合于足太阳,太阳细筋,散于目上,故为目上网;阳明细筋,散于目下,故为目下网)。其支者,从颊结于耳前(其支者,自颐颊间上结于耳前,会于足少阳之上关、颔厌,上至头维而终也)。"

第三节 相 关 解 剖

一、起于中三指,结于跗上

1. 蹈短伸肌 位于足背,为羽状肌,起于跟骨前端的上面和外侧面;

止于踇趾近节趾骨底。

主要作用：伸踇趾。

支配神经：腓深神经。

该肌起止点及与伸肌支持带交叉部位常出现筋结点。

2. 趾短伸肌　位于足背，起于跟骨前端的上面和外侧面；止于第2～4趾近节趾骨底。

主要作用：伸第2～4趾。

支配神经：腓深神经。

该肌起止点及与伸肌支持带交叉部位常出现筋结点。

3. 踇长伸肌　位于足背，起于胫腓骨上端骨间膜前面；止于踇趾末节趾骨底。

主要作用：伸踇趾、足背屈。

支配神经：腓深神经。

该肌起止点及与伸肌支持带交叉部位常出现筋结点。

4. 趾长伸肌　位于伸肌上、下支持带的深面，起于胫腓骨上端骨间膜前面，止于第2～5趾的远节趾骨及中节趾骨基底部的背面和第5跖骨基底部的背面，有伸足、伸趾的作用。

主要作用：伸第2～5趾、足背屈。

支配神经：腓深神经。

该肌起止点处与肌腱穿过伸肌上、下支持带处的滑液鞘，以及第5跖骨基底常出现筋结病灶点。

5. 胫骨前肌　位于伸肌上、下支持带的深面，起于胫腓骨上端骨间膜前面，止于内侧楔骨内面、第一跖骨底。

主要作用：足背屈、内翻。

支配神经：腓深神经。

该肌与伸肌上支持带、伸肌下支持带、三角韧带及距舟韧带的交叉部位常出现筋结病灶点。

6. 第三腓骨肌　起于腓骨前面下1/3部及骨间膜，止于第5跖骨底背面。

主要作用:协助背屈踝关节及足外翻。

神经支配:腓深神经。

该肌起止点十字韧带交叉处、第五跖骨底常出现筋结病灶点。

7. 局部骨性结构

(1)中间楔骨:在内侧楔骨的外侧,短小,与足舟骨、第二跖骨、内侧楔骨、外侧楔骨相关节。上面有韧带附着,下面有肌肉及韧带附着。

(2)外侧楔骨:位于外侧,与足舟骨、第三跖骨、中间楔骨和骰骨相关节。上面有韧带附着,下面有肌腱附着。

(3)足舟骨:位于距骨头与三块楔骨之间的一块跗骨。呈舟形,分前、后、上、下、内、外 6 个面。

(4)骰骨:属于短骨,每足共计 1 块,位于第四、五跖骨与跟骨之间,是构成足外侧纵弓的基本结构,对足外侧柱的稳定起到重要作用,并参与足所有的固有运动。

(5)距骨:属短骨,位于胫骨、腓骨和跟骨之间,分头、颈、体三部分。距骨体前宽后窄,于足背屈时,距骨体的前部进入踝穴,关节稳定,但不能内收与外展。相反,当足跖屈时,距骨体后部进入踝穴,踝关节松动而出现侧方运动,因此踝关节易发生损伤,以内翻损伤多见。各关节韧带因牵拉损伤可出现筋结点。

8. 胫骨　位于小腿内侧,是粗大的长骨,分一体两端,上端膨大,向两侧突出,形成内侧髁和外侧髁。两髁上面各有上关节面,与股骨髁相关节。两上关节面之间的粗糙小隆起,称髁间隆起。外侧髁后下方有腓关节面,与腓骨头相关节。上端前面的隆起称胫骨粗隆。内、外侧髁和胫骨粗隆于体表均可触及。胫骨体呈三棱柱形,较锐的前缘和平滑的内侧面直接位于皮下,外侧缘有小腿骨间膜附着,称骨间缘。后面上份有斜向下内的比目鱼肌线。体上、中1/3交界处附近,有向上开口的滋养孔。胫骨下端稍膨大,其内下方有一突起,称内踝。下端的下面和内踝的外侧面有关节面与距骨相关节。下端的外侧面有腓切迹与腓骨相接。内踝可在体表触及。

9. 腓骨　细长,位于胫骨外后方,分一体两端。上端稍膨大,称腓骨头,有腓骨头关节面与胫骨相关节。头下方缩窄,称腓骨颈。体内侧缘锐利,称骨间缘,有小腿骨间膜附着,体内侧近中点处,有向上开口的滋养孔。下端膨大,形成外踝。其内侧有外踝关节面,与距骨相关节。腓骨头和外踝都可在体表触及。

10. **腓深神经**　在足背区多数行于足背动脉的内侧,分成内、外两支,分布于足背肌、足关节及第1、2趾相对侧背面的皮肤。

11. **腓浅神经**　自腘窝下角分出后,在腓骨长、短肌间下行,绕腓骨颈穿腓骨长肌起端达腓骨颈前面,腓浅神经即在此分出。腓浅神经于腓骨长、短肌之间下行,在小腿中、下 1/3 交界处穿出深筋膜至皮下。沿途分支支配长、短肌,并发出皮支分布于小腿外侧。分为足背内侧皮神经和足背中间皮神经,分布于1、2趾和3、4趾。

二、邪(斜)外上加于辅骨,上结于膝外廉,直上结于髀枢,上循胁,属脊;其直者,上循䯒,结于膝;其支者,结于外辅骨,合少阳;其直者,上循伏兔,上结于髀,聚于阴器,上腹而布,至缺盆而结

1. **腓骨短肌**　位于小腿外侧区的深部。起于腓骨外侧面下 1/3 部;止于第 5 跖骨粗隆。

主要作用:跖屈踝关节、足外翻。

神经支配:腓浅神经。

2. **腓骨长肌**　位于小腿外侧区的浅层,为足的主要外翻肌。起于腓骨外侧面的上 2/3 部;止于内侧楔骨及第 1 跖骨。

主要作用:跖屈踝关节、足外翻。

神经支配:腓浅神经。

3. **股四头肌**　位于大腿前部,包括股中间肌、股内侧肌、股外侧肌、股直肌。其中,股中间肌起于股骨体前外侧面上 3/4,股内侧肌起于股骨粗线内侧唇和转子间线,股外侧肌起于股骨粗线外侧唇和转子间线,股直肌直头起自髂前下棘,薄而扁的反折头起于髋臼上方的沟内和髋关节纤维囊。四个头向下形成一个腱,包绕髌骨前面及两侧,向下延伸为髌韧带,止于胫骨粗隆。

主要作用:伸膝关节,股直肌可协助腰大肌屈髋关节。

支配神经:股神经。

股四头肌各肌起点,髌骨上、侧缘,股四头肌腱于腱板止点、神经入肌点常出现筋结病灶点。

4. 髂胫束 是包绕大腿的深筋膜——阔筋膜的外侧增厚部分。起于髂嵴前份的外侧缘,向下纵行部分纤维明显增厚呈扁带状,后缘与臀大肌肌腱相延续,下端附着于胫骨外髁嵴、腓骨头、膝关节囊。

髂胫束中段、下段、起止点及与诸肌延续相交处常出现筋结病灶点。

5. 阔筋膜张肌 起于髂前上棘、髂嵴的一部分,经髂胫束止于胫骨外侧髁。

主要作用:紧张阔筋膜并屈髋关节。

神经支配:臀上神经。

阔筋膜张肌起止点、大转子尖部滑囊、大转子皮下滑囊常出现筋结点。

6. 缝匠肌 起于髂前上棘,止于胫骨体上端内侧面。

主要作用:屈髋关节、内收外旋髋关节;屈并内旋膝关节。

神经支配:股神经。

该肌起止点及与诸肌相交处常出现筋结点。

7. 耻骨肌 起于耻骨上支,耻骨梳附近,止于股骨体的耻骨肌线小转子下方。

主要作用:内收、外旋、微屈髋关节;屈并内旋膝关节。

神经支配:闭孔神经。

该肌起止点,即耻骨上支、耻骨梳、小转子下滑囊常出现筋结点。

8. 髂肌 起自髂窝,与腰大肌向下相合,经腹股沟韧带深面,共同止于股骨小转子,合称"髂腰肌"

主要作用:前屈、外旋髋关节。

神经支配:腰丛神经。

9. 腰大肌 起于$L_{1\sim4}$椎体侧面和横突,止于股骨小转子。

主要作用:前屈、旋外髋关节,下肢固定时使躯干和骨盆前屈。

神经支配:腰丛神经。

髂肌和腰大肌在股动脉与腹股沟韧带相交处及髂耻囊部位常出现筋结点。

10. **股神经**　来自 $L_1 \sim L_4$,在腰大肌和髂肌之间下行至腹股沟区,在腹股沟韧带中点稍外侧从深面穿经该韧带,于股动脉的外侧进入大腿的股三角区,发出数条肌支分布于髂肌、耻骨肌、股四头肌和缝匠肌。股神经皮支中有行程较短的股中间皮神经和股内侧皮神经,分布于大腿和膝关节前面的皮肤区;皮支中最长的隐神经,伴随股动脉进入收肌管下行,于膝关节内侧缝匠肌下端的深面浅出至皮下,随后与大隐静脉伴行沿小腿内侧面下行至足内侧缘,沿途发出分支分布于膝关节、髌骨下、小腿内侧面及足内侧缘的皮肤。股神经受损后的主要表现有屈髋无力,坐位时不能伸膝,行走困难,膝跳反射消失,股四头肌萎缩,髌骨突出,大腿前面和小腿内侧面皮肤感觉障碍。

11. **闭孔神经**　自腰大肌内侧缘潜出后下行入盆腔,紧贴盆腔侧壁前行,与闭孔血管伴行穿闭膜管出盆腔,至股内侧分为前、后两支,分别在短收肌的前、后方浅出。闭孔神经发出的肌支主要支配闭孔外肌、长收肌、短收肌、大收肌和股薄肌,偶见发至耻骨肌;其皮支主要分布于大腿内侧皮肤。闭孔神经亦有细小分支分布于髋关节和膝关节。

12. **肋间神经**　是胸神经的前部分支,共 12 对,第 $1 \sim 11$ 对各位于相应的肋间隙中,称为肋间神经;第 12 对位于 12 肋下方,称肋下神经。

13. **相关韧带**

髌韧带:是股四头肌腱的下续部分,肥厚而坚韧,位于膝关节囊的前部,起于髌骨下缘,止于胫骨粗隆,内、外侧分别移行为髌内、外侧韧带。筋结点主要分布于韧带的起止点及与局部组织交叉的部位。

髂股韧带:最为强健,起于髂前下棘,呈"人"字形向下分开,止于转子间线。可限制大腿过伸,对维持韧带直立姿势有很大作用。

耻股韧带:呈三角形,起自髂耻隆起、耻骨上支、闭孔嵴及闭孔膜,斜向外上方,移行于关节囊及髂股韧带的内侧部,此韧带限制大腿外展及旋外运动。

腹股沟韧带:又称"腹股沟弓",是腹外斜肌腱膜下缘卷折增厚形成的韧带。连于髂前上棘与耻骨结节之间。腹股沟韧带内侧端的一小部分纤维向下后方,并向外侧转折,形成腔隙韧带。腔隙韧带向外侧延续附着于耻骨梳的部分,称为耻骨梳韧带。筋结点主要位于腹股沟韧带起止点,及与股动脉交点处旁开 2cm,再向下 2cm 处。

髋关节的屈伸、内收、外展、旋转及环转运动均受到上述 4 条韧带的协调,故韧带损伤可出现筋结点。

14. 相关滑囊

髌下深囊:位于髌韧带与胫骨前面之间的滑膜囊。

髌下皮下囊:位于胫骨粗隆下部和皮肤之间的滑膜囊,与关节腔不相通。

髌前皮下囊:位于髌骨前面皮下的滑膜囊,较大,与关节腔不相通。

髌上囊:膝部最大的滑膜囊,自关节腔向上呈囊状膨出,位于股骨体下部和股四头肌腱之间。

髂耻囊:位于腰大肌与髂耻隆起和髋关节囊之间的滑膜囊,与髋关节腔相通。

三、上颈,上挟口,合于顺,下结于鼻,上合于太阳,太阳为目上网,阳明为目下网;其支者,从颊结于耳前

1. 颈前诸肌

(1)肩胛舌骨肌:起于肩胛骨上缘、肩胛横韧带,止于舌骨体外侧半。筋结点主要位于肌肉起止点。

主要作用:下降舌骨。

神经支配:颈祥。

(2)胸骨舌骨肌:起于胸骨柄及锁骨内侧端后面,止于舌骨体内侧半。筋结点主要位于胸骨柄上方胸锁关节凹陷处。

主要作用:下拉舌骨。

神经支配:颈祥。

(3)胸骨甲状肌:起于胸骨柄、第 1 肋后面,止于甲状软骨斜线。

主要作用:下拉甲状软骨。

神经支配:颈袢。

(4)甲状舌骨肌:甲状舌骨肌为一块短小长方形肌肉,是胸骨甲状肌的向上延续部分,被胸骨舌骨肌遮盖。起自甲状软骨斜线,止于舌骨体外侧部及舌骨大角。

主要作用:下拉舌骨。

神经支配:颈袢。

(5)下颌舌骨肌:起自下颌骨的下颌舌骨肌线,止于舌骨。

主要作用:拉舌骨向前上。

神经支配:三叉神经。

(6)茎突舌骨肌:起自颞骨茎突,肌纤维斜向前下,移行为肌腱,止于舌骨大角与体结合部。

主要作用:牵引舌骨向后上方。

支配神经:面神经。

以上诸肌协同,使舌骨和喉上提或下降,故其筋结病灶点多分布在喉及舌骨旁,各肌起止点处。

2. 颏肌 起于下颌骨侧切牙和中切牙的牙槽骨,止于颏部皮肤。

主要作用:上提颏部皮肤,使下唇前送。

神经支配:面神经下颌缘支。

该肌止点与诸肌相交处常出现筋结点。

3. 降下唇肌 起于下唇下方,止于口角。

主要作用:降口角与下唇。

神经支配:面神经颊支。

该肌起止点、肌腹与诸肌相交处常出现筋结点。

4. 提口角肌 起于上唇上方,止于口角。

主要作用:提口角与上唇。

神经支配:面神经颊支。

该肌起止点、肌腹与诸肌相交处常出现筋结点。

5. 颊肌 起于面颊深层,止于口角。

主要作用:使唇颊紧贴牙齿,帮助咀嚼和吮吸,牵口角向外。

神经支配:面神经颊支。

该肌起止点与诸肌相交处常出现筋结点。

6. 降口角肌 起于下唇下方,止于口角。

主要作用:降口角与下唇。

神经支配:面神经下颌缘支。

该肌起止点与诸肌相交处常出现筋结点。

7. 口轮匝肌 口轮匝肌环绕口唇周围。

主要作用:闭合口裂。

神经支配:面神经。

该肌起止点与诸肌相交处常出现筋结点。

8. 提上唇肌 起于上唇上方,止于口角。

主要作用:提口角与上唇。

神经支配:面神经颧支、颊支。

该肌起止点与诸肌相交处常出现筋结点。

9. 副神经 第十一对脑神经。副神经是运动性脑神经,含有特殊内脏运动纤维,支配胸锁乳突肌和斜方肌。

第四节 足阳明经筋主病及临床表现

一、原文及释义

原文:足阳明之筋……其病足中指支,胫转筋,脚跳坚,伏兔转筋,髀前肿,㿉疝,腹筋急,引缺盆及颊,卒口僻,急者目不合,热则筋纵,目不开。颊筋有寒,则急引颊移口;有热则筋弛纵缓不胜收,故僻(《灵枢·经筋》)。

释义:其病症,可见中趾强直不适,掣引转筋,足背肿痛,并牵连膝外侧转筋,膝部不能随意屈伸,膝髌周围疼痛,前面牵连大腿部及会阴部,可见大腿前方肿痛,阴器肿胀坠痛,腹部肌肉痉挛疼痛,向上牵引缺盆至颈部,所维系的筋发生拘急。如果突然发生维络的筋拘急,口角歪斜者,可见眼睛不能闭合,若热邪侵袭,经脉弛纵,可见眼睛睁不开。故颈部所系之筋受寒,寒性收引,牵拉颈部肌肉使口角歪斜;若热邪侵袭,筋弛纵不收,则可致口僻。

二、临床表现

经筋循行及结聚部位转筋、疼痛,如肌无力、足背肿痛、膝髌周围疼痛、大腿前方痛等,还可出现疝气、恶心、呕吐、胃脘疼痛、周围性面瘫等疾病。

第五节 针刀治疗

一、面肌解结术

1. 适应证 主要适用于口眼歪斜、面部肌肉不自主抽动、额纹变浅等疾病,如面肌痉挛等。

2. 体位 患者取仰卧位,充分暴露面部,双手置于身体两侧。

3. 定点

(1)眼眶下缘,眼轮匝肌探寻筋结点定1点。

(2)鼻翼外缘,提上唇肌探寻筋结点定1点。

(3)口角向上、中、下旁开2cm处探寻筋结点定1～2点,主要松解颧大肌、颧小肌、颊肌和降口角肌。

(4)咬肌粗隆处探寻筋结点定1～2点,主要松解咬肌。

4. 操作

(1)眼轮匝肌点:针刀体与皮肤垂直,刀口线与眼轮匝肌肌纤维走行平行,按针刀手术四步操作规程进针刀,加压快速刺入皮肤,缓慢推进,经皮下组织层、面部浅筋膜,达眼轮匝肌,触及条索或结节,手下有较硬韧的阻力感时,行疏通剥离2～3刀后,刀下有松动感后出针刀。

(2)提上唇肌、颧大肌、颧小肌、颊肌、降口角肌、咬肌点:与眼轮匝肌点操作相同。

5. 典型病案

案例:许某,男,45 岁,主诉:左侧面部肌肉痉挛 3 个月。患者自诉 3 个月前不慎受寒后出现左侧面部肌肉不自主抽搐,以左口角为甚,呈阵发性、不规则发作,伴见左侧眼睑闭合不全,口角左歪,左侧额纹变浅。就诊于当地医院,查头颅 CT、颈椎张口位 X 线片及生化检查均未见异常,予局部穴位注射、针刺、拔罐、物理治疗,效果不显,曾在多家医院就诊,症状未见明显改善,今患者为求进一步诊治,来我科就诊。症见:左侧面部肌肉不自主抽搐,以左口角为甚,呈阵发性、不规则发作,伴见左侧眼睑闭合不全,口角左歪,左侧额纹变浅,舌红,苔薄白,脉弦。患者既往体健,无高血压、脑出血、脑梗死等病史。

初步诊断:面肌痉挛。

治疗:面部是手足三阳经筋散布结聚之处,经筋循行表浅,易感外邪。病损后,可在经筋循行部位触及阳性结节点。治疗采用面肌解结术,每周 1 次,3 次为 1 个疗程。术后嘱患者 3 日内刀口禁止沾水,注意休息,避风寒。经 6 次治疗后,上述症状基本消失。

二、腹外三肌解结术

1. 适应证　主要适用于腰背部、骶髂关节疼痛,后仰时疼痛加重者。另外,本术对于痛经、月经过少等妇科疾病,腹痛、胃痛、恶心、大便异常等胃肠道疾病,尿频、尿急等泌尿系疾病亦有独特疗效。

2. 体位　嘱患者取仰卧位,充分暴露下腹部,双手置于躯体两侧。

3. 定点(图 3-2)

(1)耻骨联合上缘骨面定 1 点。

(2)耻骨梳腹肌附着区左右各定 1 点。

4. 针刀操作

(1)耻骨联合上缘点:嘱患者放松腹肌,术者用拇指或示指按住耻骨联合上缘骨面,针刀体与皮肤垂直,刀口线与纵轴平行,按针刀手术四步操作规程进针刀,加压快速刺入皮肤,缓慢推进,经皮肤、皮下组织、腹部筋膜、腹白线、腹直肌直达骨面,刀下有坚韧感时,即到达耻骨联合上缘,轻提刀锋,沿着耻骨联合上缘切割2～3刀,行适度横行推剥,刀下有松动感后出针刀。

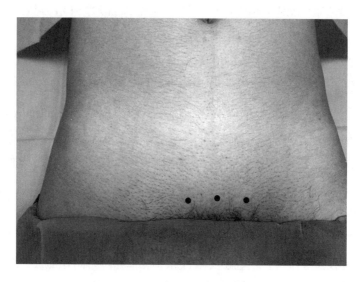

图 3-2　腹外三肌解结术定点图

(2)耻骨梳点:嘱患者放松腹肌,术者用拇指或示指按住耻骨联合上缘骨面,针刀体与皮肤垂直,刀口线与纵轴平行,按针刀手术四步操作规程进针刀,加压快速刺入皮肤,缓慢推进,经皮肤、皮下组织、腹部筋膜、耻骨肌、耻骨上支,至耻骨梳,轻提刀锋,沿着耻骨梳切割2～3刀,行适度横行推剥,刀下有松动感后出针刀。

5. 典型病案

案例:王某,男,54岁,自诉1年前因劳累后出现腰部疼痛,疼痛可耐受,但每遇劳累后加重,曾在某三甲医院查腰椎正侧位片、腹部彩超未见异常,患者未系统治疗。半个月前无明显诱因上述症状加重,在多家医院就诊,经口服、外用药物治疗,效果不显。患者为求进一步诊治,遂来我科。现症见:腰部疼痛,劳累后加重,后伸时疼痛明显,无左下肢疼痛麻木,余无特殊不适,纳可,睡眠可,二便调,舌淡红,苔薄白,脉沉弦。查体:下腹部肌肉紧张,局部压痛(+),腰部活动后伸受限。

初步诊断:腰痛。

治疗:足阳明经筋循行于腹部,其受损时脊柱前屈功能受限,后伸时肌肉被动牵拉,疼痛加重,可在耻骨联合上缘、耻骨梳找到阳性压痛点。行腹外三肌解结术,每周1次,3次1个疗程。术后嘱患者3日内刀口禁止沾水,注意休息。经3次治疗后,上述症状基本消失。

三、膝六刀解结术

1. **适应证**　膝关节疼痛,以髌骨周围为主,下楼梯疼痛加重,甚则屈伸活动受限者;或腿发软,下楼梯时屈曲受限,髌下脂肪垫弹性减弱等。

2. **体位**　嘱患者仰卧位,充分暴露膝关节,双手置于躯体两侧。

3. **定点**(图3-3)

(1)髌底上缘中点及内、外侧各定1点,主要松解股四头肌腱髌骨上缘止点。

(2)髌尖下定1点,即胫骨粗隆上1cm,主要松解髌韧带及髌下脂肪垫的粘连。

(3)内外膝眼各定1点,主要松解髌下脂肪垫与髌韧带下缘间隙。

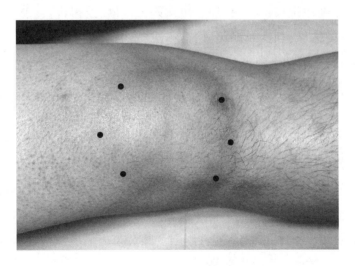

图3-3　膝六刀解结术定点图

4. **操作**

(1)髌底上缘中点:针刀体与皮肤垂直,刀口线与股直肌肌纤维平行,按针刀手术四步操作规程进针刀,加压快速刺入皮肤,缓慢推进,经皮肤、皮下组织,刺入股直肌、股中间肌及髌上囊,直达骨面,提起刀锋,纵行疏通,横向剥离2～3刀,待刀下有松动感后出针刀。

(2)髌尖上缘内、外侧点:针刀体与皮肤垂直,刀口线与股内侧肌、股外侧肌肌纤维平行,按针刀手术四步操作规程进针刀,加压快速刺入皮肤,缓慢推进,经皮肤、皮下组织,穿股内外侧肌,直达髌骨内外缘骨面,纵行疏通1～2刀,然后调转刀口线,沿髌骨边缘疏通剥离髌周韧带1～2刀,刀下有松动感后出针刀。

(3)髌尖下点:针刀体与皮肤垂直,刀口线与髌韧带纤维走行平行,按针刀手术四步操作规程进针刀,加压,在胫骨粗隆上1cm处快速刺入皮肤,缓慢推进,经皮下组织、髌下皮下囊、髌韧带、髌下深囊,纵行疏通3～4刀。然后稍提起刀锋,按一定角度到达髌韧带下与髌下脂肪垫之间,调转刀口线90°,在脂肪垫和髌韧带之间进行扇形剥离,并将针体沿刀口线方向摆动,将脂肪垫和髌韧带分剥开来,待刀下有松动感后出针刀。

(4)内外膝眼点:针刀体与皮肤垂直,刀口线与髌韧带走行平行,按针刀手术四步操作规程进针刀,加压快速刺入皮肤,缓慢推进,经皮肤、皮下组织,穿过关节囊,到达髌滑膜皱襞,行纵行疏通,横行剥离2～3刀。然后调转刀口线近90°(即刀口线横行),退出刀锋至韧带表面,再切开韧带1～2刀即可出刀。此处无需剥离。

5. 典型病案

案例:席某,男,51岁。主诉:膝关节肿痛2年余,加重半年。患者自诉2年前劳累后出现膝关节疼痛,当时未予重视,半年前受凉后症状加重,出现膝关节肿痛,活动后尤甚,遂就诊于当地医院,行针灸、热敷治疗,疼痛有所缓解,现为求进一步治疗,遂来我科门诊就诊。行膝关节彩超示:关节腔内少量积液。查体:膝关节髌骨周围及膝关节外侧压痛明显,眠可,纳食差,二便调,舌质红,苔厚腻,脉滑。

诊断:膝骨关节炎。

治疗:足阳明经筋结聚于膝外侧腓骨头前面,其直者,上沿胫骨,结于膝部。经筋受损时,可见患者膝关节活动受限,髌骨周围及膝关节外侧压痛明显,足阳明经筋循行路线上可找到阳性结节点。行膝六刀解结术,每周1次,3次为1个疗程。术后嘱患者3日内施术部位禁止擦洗,适当功能锻炼。经3次治疗后,患者膝关节肿痛、受限程度明显改善,嘱患者做屈膝伸腿运动。2个月后随访,患者无明显不适。

四、踝关节解结术

1. 适应证　踝关节疼痛、肿胀,甚者活动受限;或膝关节疼痛,下肢痿痹,足下垂;或头痛,眩晕,癫狂等。

2. 体位　嘱患者仰卧位,充分暴露踝关节施术部位。

3. 定点(图3-4)

(1)𧿹长伸肌与趾长伸肌之间,伸肌上支持带下缘定1点;主要松解𧿹长伸肌、趾长伸肌与伸肌上支持带。

(2)𧿹长伸肌与趾长伸肌之间,腓肌上支持带上缘定1点;主要松解𧿹长伸肌、趾长伸肌、腓肌上支持带、胫腓前韧带。

(3)𧿹长伸肌与趾长伸肌之间,伸肌下支持带上下缘中点定1点,主要松解𧿹长伸肌、趾长伸肌、腓肌下支持带及距舟韧带。

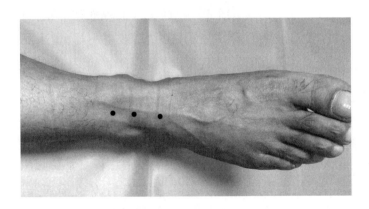

图3-4　踝关节解结术定点图

4. 针刀操作

(1)伸肌上支持带下缘点:针刀体与皮肤垂直,刀口线与𧿹长伸肌、趾长伸肌肌腱走行平行,按针刀手术四步操作规程进针刀,加压快速刺入皮肤,缓慢推进,经皮肤、皮下组织,经伸肌上支持带,直达拇长伸肌与趾长伸肌肌腱之间,纵行疏通,横向剥离 1 ～ 2 刀,刀下有松动感后出针刀。

(2)腓肌上支持带上缘点:针刀体与皮肤垂直,刀口线与拇长伸肌、趾长伸肌肌腱走行平行,按针刀手术四步操作规程进针刀,加压快速刺入皮肤,缓慢推进,经皮肤、皮下组织,直达胫腓前韧带,纵行疏通,横向剥离 1 ～ 2 刀;然后轻提刀锋,至拇长伸肌与趾长伸肌肌腱之间,纵行疏通,横向剥离 1 ～ 2 刀,刀下有松动感后出针刀。

(3)伸肌下支持带上下缘中点:针刀体与皮肤垂直,刀口线与肌腱走行平行,按针刀手术四步操作规程进针刀,加压快速刺入皮肤,缓慢推进,经皮肤、皮下组织,至距舟韧带,纵行疏通,横向剥离 1 ～ 2 刀,刀下有松动感后出针刀。

5. 典型病案

案例:晋某,男,36 岁。主诉:反复左足背疼痛 1 年余,加重 2 周。患者自述 1 年前因运动后出现左足背疼痛,活动受限,曾就诊于当地医院,行 X 线片未见明显异常。彩超示:左踝关节腔少量积液,诊断为足背筋膜炎,左踝关节积液。当时予膏药外敷、局部封闭及物理治疗(具体不详),自行休息后症状有所缓解。2 周前因步行较多,上述症状加重,自行外用药物、休息后,症状不能缓解,至多家医院治疗,效果不显,遂来我科门诊就诊。症见:左足背疼痛,活动受限,不能着地,食纳佳,夜寐差,二便调,舌红苔薄黄,脉数;查体:左足背压痛明显,局部肿胀,皮温正常,踝关节活动受限。

诊断:足背筋膜炎。

治疗:踝关节解结术,每周 1 次,3 次为 1 个疗程。术后嘱患者 3 日内施术部位禁止擦洗,适当功能锻炼。经 3 次治疗后,左足背压痛、受限程度明显改善,嘱患者做踝关节的屈伸训练,2 个月后随访,患者已康复。

五、治痿独取阳明解结术

1. 适应证　适用于脾胃亏虚,气血不足,宗筋失养,纵缓不收,而见肌肉、关节痿弱不用者;痿则关节不利,筋骨不和,下肢肌肉痿软无力、经筋循行所过部位痉挛疼痛者。现代医学的重症肌无力、吉兰-巴雷综合征、运动神经元病、周围神经损伤、外伤性截瘫等疾病亦可取此术治疗。

2. **体位** 嘱患者仰卧位,充分暴露足部,双手置于躯体两侧。

3. **定点** 在第2～4跖趾关节赤白肉际后缘各定1点,共3点(图3-5)。

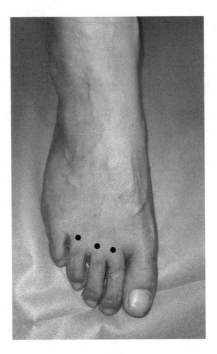

图3-5 治痿独取阳明解结术定点图

4. **针刀操作** 针刀体与皮肤垂直,刀口线与趾长伸肌肌腱走行平行,按针刀手术四步操作规程进针刀,加压快速刺入皮肤,缓慢推进,经皮肤、皮下组织,直达跖趾关节囊,纵行疏通2～3刀,待刀下有松动感后出针刀。3点操作过程一致。

5. **典型病案**

案例:胡某,女,45岁,自诉3年前因外伤致双下肢痿软无力,无法站立,曾就诊于兰州及西安多家三甲医院,查头颅CT、MRI,颈椎、胸椎、腰椎MRI,及生化检查均未见明显异常,肌电图示神经传导速度变慢,肌肉活检考虑肌无力,经多次治疗后症状无明显改善,遂就诊我科。症见:双下肢肌肉萎缩,站立困难,平时靠轮椅代步,舌淡红,舌苔薄黄,纳食可,眠差,二便正常。查:双下肢肌力减弱,肌肉萎缩,病理征阳性,双侧第 2～4 跖趾关节赤白肉际后缘压痛(+),触及小米粒大小筋结点。双膝关节正侧位片:双膝关节退行性变;腰椎正侧位片:腰椎生理曲度变直,骨质未见异常。

诊断:重症肌无力。

治疗:本病属中医"痿证"范畴,行治痿独取阳明解结术,经 5 次治疗(每周 1 次),患者可独自站立。继续予足阳明经筋踝关节解结术、足三阴经筋解结术等,经 6 次治疗,患者可自行行走。

(李伟青　杨　红　王海东)

第四章 足太阴经筋

第一节 概 述

足太阴经筋是经筋系统中的重要组成部分,起于足大趾内侧端,沿下肢内侧缘上行结于股骨前,聚于阴部,然后上行,最终结于肋骨,散布于胸中。经筋理论指导下的针刀治疗技术主要有足三阴踝关节解结术、髌下解结术、足太阴阳明解结术、膝内侧支持带解结术、腰方肌解结术、足三阴髋关节解结术等。在临床实际操作中,并不局限于上述针刀治疗技术,应以足太阴经筋循行所过之处的筋结点(阳性病灶点)为治疗部位,通过对筋结病灶处切割剥离,以达到理筋散结、疏通气血、改善功能障碍的目的。

第二节 足太阴经筋循行与分布

一、原文及释义

原文:足太阴之筋,起于大指之端内侧,上结于内踝;其直者,络于膝内辅骨;上循阴股,结于髀,聚于阴器,上腹,结于脐,循腹里,结于肋,散于胸中;其内者,著于脊(《灵枢·经筋》)(图 4-1)。

释义:足太阴之筋,起于足大趾内侧端,向上结于内踝;直行者,络于膝内辅骨(胫骨内髁部),向上沿大腿内侧,结于股骨前,聚集于阴部,上向腹部,结于脐,沿腹内,结于肋骨,散布于胸中;其在里者,附着于脊椎。

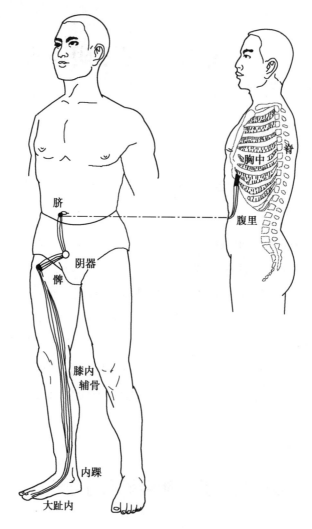

图 4-1　足太阴经筋循行示意图

二、古医家注释

《黄帝内经太素·经筋》："足太阴之筋……上结于膝内辅骨(膝内下小骨,辅大骨者,长三寸半,名为内辅骨也)。上循阴股,结于髀,聚于阴器(阴器,宗筋所聚也)。上循……著于脊(循腹里,即别著脊也)。"

第三节　相关解剖

一、起于大指之端内侧,上结于内踝;其直者,络于膝内辅骨

1. **踇展肌**　位于足底内侧,为羽状肌。起于跟骨结节内侧及足舟骨粗隆;止于踇趾近节趾骨底。

主要作用:外展踇趾。

支配神经:足底内侧神经。

筋结点主要分布于该肌起止点处,以跟骨结节内侧及足舟骨粗隆为主。

2. **踇短屈肌**　位于足底内侧前端。起于第一楔骨底、胫骨后肌肌腱,止于踇趾近节趾骨底。

主要作用:屈踇趾。

支配神经:足底内侧神经。

筋结点主要分布于该肌起止点处。

3. **足舟骨、距骨、胫骨**　详见“足阳明经筋”篇。

4. **三角韧带**　包括胫距前部、胫舟部、胫跟部及胫距后部。足太阴经筋主要循行于三角韧带胫距前部及胫舟部。筋结点主要分布于韧带的起止点及与局部组织的交叉部位。

5. **距舟韧带**　又称“背侧韧带”。宽而薄,起于距骨颈的上面和外侧面,止于足舟骨上面的韧带。足太阴经筋主要循行于内侧端。筋结点主要分布于与伸肌下支持带的重合部位及三角韧带的交界处。

6. **膝内侧副韧带**　位于关节囊的内侧,起自股骨内上髁,向下止于胫骨内侧髁,前部与髌内侧支持带愈合,后部与关节囊和内侧半月板结合。

二、上循于阴股,结于髀,聚于阴器

1. **长收肌**　位于耻骨肌下方。起于耻骨上支前面、耻骨嵴下方,止于耻骨粗线内侧唇中 1/3 部。

主要作用:内收、外旋、微屈髋关节。

神经支配:闭孔神经。

筋结点主要分布于肌肉起止点。

2. **短收肌**　位于耻骨肌及长收肌深面。起于耻骨下支,止于股骨粗线内侧唇上部和耻骨肌线。

主要作用:内收、外旋、微屈髋关节。

神经支配:闭孔神经。

3. **收肌管**　位于股中 1/3 段前内侧,缝匠肌深面,大收肌和股内侧肌之间。由股内侧肌、缝匠肌、长收肌和大收肌围成。是一长 15 ～ 17cm 断面呈三角形的管状间隙。收肌管内有股神经的股内侧肌支、隐神经、股动脉、股静脉以及淋巴管等组织。

4. **隐神经**　股神经发出的最长皮支。穿过收肌管,伴大隐静脉,分布于膝下、小腿前内侧及足内侧缘皮肤。

5. **膝周动脉网**

(1)膝下内侧动脉:从腘动脉发出,向内下行被腓肠肌内侧头遮盖,经胫侧副韧带与胫骨内侧髁之间至膝关节前面,参与膝关节网的构成,并分支至胫骨上端。

(2)膝上内侧动脉:从腘动脉发出,在股骨内侧髁上方紧贴骨面内行,经半腱肌、半膜肌和大收肌与骨面之间至膝关节前面,参与膝关节网的构成。

(3)膝降动脉:又称膝最上动脉,在收肌管内起自股动脉,伴隐神经穿收肌管前壁腱纤维板,营养膝关节及邻近组织。

(4)胫前返动脉:由胫前动脉穿过小腿骨间膜之后发出的动脉。向前上方走行,在胫骨前肌内上升,分支分布至附近诸肌和髌韧带,并与膝下内、外侧动脉吻合,参与膝关节网和髌网的构成。

6. **股深动脉**　是股动脉最大的分支,在腹股沟韧带下方 3 ～ 4cm 处发自股动脉的后外侧,为营养大腿肌肉的主要血管。向内下行于长收肌与大收肌之间,在股内侧肌与内收肌间又发出旋股内侧动脉、旋股外侧动脉等数条穿动脉及肌支,同时参与髋周及膝关节动脉网的组成。

7. **股静脉**　为腘静脉向上的延续。起自收肌腱裂孔,与股动脉伴行,位于股动脉后方,逐渐转至动脉内侧,继而穿血管腔隙移行为髂外静脉。股静脉除收集大腿深部的静脉外,主要收纳大隐静脉的血液。

8. **大隐静脉**　是全身最长的浅静脉。起于足背静脉弓内侧,经内踝前方,沿小腿内侧上行,经过膝关节内后方,沿大腿内侧转至大腿前面上行,于耻骨结节下方 3 ～ 4cm 处穿过阔筋膜的隐静脉裂孔注入股静脉。

9. **耻骨联合**　由两侧耻骨联合面借纤维软骨连接而成。在耻骨联合的上、下方分别有连结两侧耻骨的耻骨上韧带和耻骨弓状韧带。

三、上腹,结于脐,循腹里,结于肋,散于胸中

1. **腹白线**　位于腹前正中线上,是从剑突到耻骨联合耻骨嵴的腱性结构。由两侧腹直肌鞘于腹正中线相互交织而成。脐上白线较宽,脐下白线狭而坚固。

2. **半月线**　又称腹直肌线,为沿腹直肌外侧缘的弧形线。右侧半月线与肋弓相交处为胆囊底的体表投影,又称 Murphy 点。左、右半月线与左、右肋弓的夹角为前肾点,是肾盂的前方投影。半月线平脐处为上输尿管点,平髂前上棘处为中输尿管点。

四、其内者,著于脊

1. **腰大肌、髂肌**　详见"足阳明经筋"篇。

2. **腰方肌**　起于髂嵴,止于第 12 肋、1 ～ 4 腰椎横突。

主要作用:两侧肌肉收缩,降第 12 肋,助呼气。一侧肌肉收缩,使脊柱侧屈。还有增强腹后壁的作用。

神经支配:腰神经前支。

第四节　足太阴经筋主病及临床表现

一、原文及释义

原文:其病足大指支,内踝痛,转筋痛,膝内辅骨痛,阴股引髀而痛,阴器纽痛,上引脐两胁痛,引膺中,脊内痛(《灵枢·经筋》)。

释义:可出现足大趾强直不适,内踝部痛,转筋,膝内侧骨痛,股内侧牵引髀部酸痛,阴部扭转疼痛,并上引脐及两胁作痛,牵引胸中和脊内疼痛。

二、临床表现

1. 足太阴之筋,起于大指之端内侧,上结于内踝。其病损后主要表现为足大趾及踝关节内侧缘的牵引、转筋、疼痛、肿胀,甚至功能受限,常见于踝关节扭伤、局部韧带损伤、肌腱损伤、局部骨性关节炎、局部滑膜炎、腱鞘炎、痛风石、风湿结节等病症。

2. 其直者,络于膝内辅骨。其病损后主要表现为膝内侧的牵引、转筋及肿痛,甚至功能受限,常见于膝骨关节病、局部韧带损伤、滑囊炎、肌腱炎、髌股关节病、强直性脊柱炎、类风湿关节炎等病症。

3. 上循阴股,结于髀,聚于阴器,上腹,结于脐。其病损后主要表现为股内侧牵引疼痛、髋关节酸痛、阴部扭转疼痛等,常见于股四头肌损伤、阴部潮湿瘙痒、痛经、不孕不育、小腹部疼痛、强直性脊柱炎等病症。

4. 循腹里,结于肋,散于胸中;其内者,著于脊。其病损后主要表现为腹痛、两胁作痛、牵引、胸闷气短、胸中和腰背部疼痛等,常见于腹痛、胁痛、肋间肌劳损、胸小肌综合征、腰痛、脊柱关节炎、强直性脊柱炎等病症。

第五节　针 刀 治 疗

一、足三阴踝关节解结术

足三阴踝关节解结术包括足太阴、足少阴和足厥阴踝关节解结术,临床常联合应用。

1. 适应证　踝关节局部肿胀、疼痛,甚至功能受限;或小腿内侧缘、膝关节内侧缘、髋关节前内侧等经筋循行所过之处出现酸胀疼痛及功能受限等症状,病变处常有明显压痛。

2. 体位　患者取仰卧位,充分暴露踝关节。

3. 定点(图 4-2)

(1)胫骨前肌与姆长伸肌之间,伸肌上支持带上缘定 1 点。

(2)胫骨前肌与姆长伸肌之间,伸肌上支持带下缘定 1 点。

(3)胫骨前肌与姆长伸肌之间,伸肌下支持带上缘与腓肌上支持带交界处定 1 点。

(4)胫骨前肌与姆长伸肌之间,距舟韧带与三角韧带交界处定 1 点。

(5)胫骨前肌内侧缘与内踝前缘之间,伸肌上支持带下缘定 1 点。

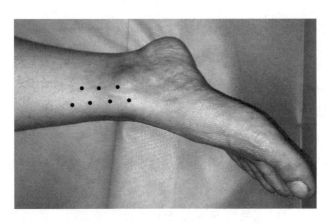

图 4-2　足三阴踝关节解结术定点图

（6）胫骨前肌内侧缘与内踝前缘之间，伸肌下支持带与三角韧带交界处定 1～2 点，主要松解相关肌肉及滑囊。

4. 针刀操作　针刀体与皮肤垂直，刀口线与下肢纵轴平行，按针刀手术四步操作规程进针刀，加压快速刺入皮肤，缓慢深探，经皮肤、皮下组织，刀下有坚韧感时，即到达伸肌上支持带、距舟韧带或三角韧带，轻提针刀，纵行切割 2～3 刀，手下有"嘣嘣"突破感即可，行适度横行推剥，刀下有松动感后出针刀。如有硬性结节和条索，可纵行切数刀。

5. 典型病案

案例：刘某，女，45 岁。主诉：双膝关节疼痛伴活动受限 3 年。患者自诉 3 年前因外伤致双膝关节疼痛，活动受限，蹲起时疼痛加重，伴双下肢无力，行 X 线片示：双膝关节骨质增生，间隙变窄；关节彩超未见明显异常。经口服药物、药物外用治疗后症状有所缓解，近 3 个月来上述症状加重，经治疗后效果不显，为求进一步治疗，遂来我科门诊就诊。症见：双膝关节疼痛，活动受限，蹲起受限，伴双下肢无力，食纳可，睡眠欠佳，二便调。查体：小腿内侧和后侧压痛明显。舌质红，苔薄黄，脉弦细。

诊断：膝骨关节炎。

治疗：足三阴踝关节解结术，每周 1 次，3 次 1 个疗程。术后嘱患者 3 日内施术部位禁止擦洗，适当功能锻炼。经 6 次治疗后，患者蹲起活动受限明显改善，双膝关节疼痛减轻。

二、髌下解结术

1. 适应证　以膝关节疼痛不适，功能活动受限为主；部分患者可出现髋关节疼痛，屈髋、髋关节内收外旋受限，或下肢麻木无力等表现。常与膝六刀解结术配合使用。

2. 体位　仰卧位，充分暴露施术部位。

3. 定位　膝关节内侧，胫骨内侧髁下缘定 1～2 点，主要松解膝内侧支持带、半腱肌、半膜肌、缝匠肌或鹅足囊。

4. 操作　刀口线与膝内侧支持带或肌纤维走行一致，刀体与皮肤垂直，按针刀手术四步操作规程进针刀，加压快速刺入皮肤，缓慢推进，经皮肤、皮下组织,直达筋结点,纵行疏通、横向剥离 2～3 刀,刀下有松动感后出针刀。

5. 典型病案

案例:李某,男,57 岁,农民。自述 6 年前因劳累出现左膝关节疼痛,未接受系统检查及治疗,近 2 个月疼痛加重,就诊于兰州某三甲医院,行左膝关节正侧位片示:左膝关节退行性改变,考虑"膝骨关节病",予中药外敷、针灸治疗后症状稍有缓解,但仍有明显不适,遂就诊于我科门诊。症见:左膝关节疼痛,以内侧为重,昼轻夜重,上下楼梯疼痛可加重,余症尚可,食纳可,睡眠欠佳,二便调。查体:左膝关节局部叩击痛(+),以髌内侧为主,活动度:屈曲 90°,伸直 10°,研髌试验(+),浮髌试验(−),抽屉试验(−),左下肢感觉正常。舌质淡红,苔薄白,脉细。双膝关节彩超未见明显异常,双膝关节正侧位片:双膝关节退行性变。

诊断:膝骨关节病。

治疗:髌下解结术联合膝六刀解结术。术后嘱患者 3 日内施术部位禁止擦洗,注意休息,每周 1 次,3 次为 1 个疗程。经 2 个疗程治疗后,上述症状基本消失。

三、足太阴阳明解结术

由于足太阴与足阳明经筋在循行上皆"结于髀,聚于阴器",故设足太阴阳明解结术治疗"股部筋肉拘紧疼痛"及"足太阴与足阳明两者合病"。临床上,应在经筋循行所过之处细心查找阳性病灶点,以确定治疗部位。此处主要介绍两筋循行交合部位的针刀治疗技术。

1. 适应证　局部股前痛,循行所过之内踝部痛,转筋,膝内侧骨痛,股内侧牵引髀部酸痛,阴部扭转疼痛。病变处有明显压痛。

2. 体位　仰卧位,充分暴露股前部位。

3. 定点(图 4-3)　足太阴、足阳明经筋在股前循行重合处定 2～3 点,即腰大肌外侧缘髂骨韧带与耻骨韧带的交界处。

4. 操作　刀口线与股骨纵轴平行,刀体与皮肤垂直,按针刀手术四步操作规程进针刀,加压快速刺入皮肤,缓慢推进,经皮肤、皮下组织、浅筋膜,当针刀下有韧性感时,即到达筋结点,纵行疏通,横向剥离 2～3 刀,刀下有松动感后出针刀。

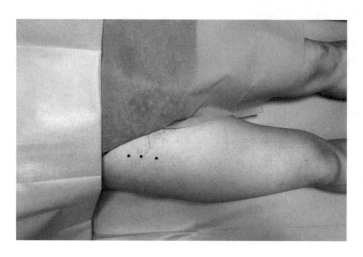

图 4-3　足太阴阳明解结术定点图

5. 典型病案

案例:孙某,男,46 岁。自诉 1 年前无明显诱因出现左膝关节肿痛不适,屈伸不利,行动受限,伴左下肢放射性麻木酸困,遂到当地医院就诊,行膝关节正侧位 X 线片示:左膝关节退行性改变,髌骨上移明显,经物理及口服药物治疗后症状减轻。近 1 个月患者劳累后症状明显加重,经中药外敷、关节腔注射、针灸治疗效果不显,为求进一步治疗,遂来我科门诊就诊,症见:左膝关节肿痛不适,屈伸不利,活动受限,伴左下肢放射性麻木酸困,食纳差,夜寐欠佳,小便调,大便不畅。查体:左下肢前侧有条索,局部压痛明显。舌质淡,苔白腻,脉濡数。

诊断:左膝关节骨关节炎。

治疗:足太阴和足阳明经筋循行结聚于下肢前侧股直肌和股外侧肌,且患者食纳差、大便不畅与足太阴脾经和足阳明胃经密切相关,故行足太阴阳明解结术,每周 1 次,3 次 1 个疗程。术后嘱患者 3 日内施术部位禁止擦洗,适当功能锻炼。经 3 次治疗后,患者左膝关节活动受限明显改善,食纳可,二便调。

四、膝内侧支持带解结术

1. **适应证** 适用于膝关节内侧缘急慢性劳损,局部水肿或无菌性炎症反应,以膝关节内侧疼痛、肿胀,甚至膝关节功能活动受限,屈伸不利,小腿外展时疼痛加重为主要临床表现。或经筋循行所过之处出现肿痛、功能受限等不适表现。

2. **体位** 仰卧位,充分暴露施术部位。

3. **定点**(图 4-4)

(1)膝内侧支持带起点,股骨内上髁定 1 点。

(2)膝内侧支持带中点,膝关节间隙定 1 点。

(3)膝内侧支持带止点,即膝内侧支持带下后缘与鹅足囊前缘交界区定 1 点。此点亦为鹅足囊解结术的主要定位区域。

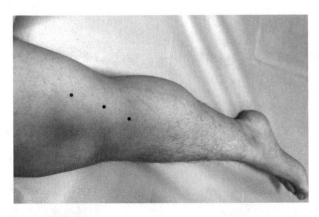

图 4-4 膝内侧支持带解结术定点图

4. **操作** 刀口线与韧带走行平行,刀体与皮面垂直,按针刀手术四步操作规程进针刀,加压快速刺入皮肤,缓慢推进,经皮肤、皮下组织,直达筋结点,纵行疏通,横向剥离 1～2 刀,刀下有松动感后出针刀。

5. **典型病案**

案例:梁某,男,25 岁。自诉 1 个月前因打篮球受外伤后出现右膝关节肿痛,活动受限,不能久行、久立,遂到某三甲医院拍膝关节正侧位 X 线片,示右膝关节骨质未见明显异常变化;予物理冰敷和中药贴敷治疗,疼痛有所好转,1 周前患者无诱因右膝关节肿痛加重,活动受限,以右膝内侧为主,不能久立,伴右下肢小腿内侧放射样疼痛至足跟,经医院治疗后效果不显。今来我科门诊就诊,症见:右膝关节肿痛,活动受限,以内侧为主,不能久立,伴下肢小腿内侧放射样疼痛至足跟,食纳可,夜寐安,二便调。查体:右膝关节内侧局部压痛明显,舌质红,苔薄白,脉弦滑。

诊断:右膝关节软组织损伤。

治疗:膝内侧支持带解结术,每周 1 次,3 次 1 个疗程。术后嘱患者 3 日内施术部位禁止擦洗,适当功能锻炼。经 3 次治疗后,右膝关节活动受限明显改善,蹲起动作轻微困难,嘱患者行关节功能训练,2 个月后电话随访,患者已康复。

五、腰方肌解结术

1. 适应证 腰部疼痛,腰部侧弯、打喷嚏及咳嗽时疼痛加重,双下肢疼痛、麻木、冰凉等。

2. 体位 俯卧位,充分暴露施术部位。

3. 定点(图 4-5)

(1)腰方肌在髂嵴附着点处定 2 ～ 3 点。

(2)腰方肌在第 12 肋下缘附着点处定 1 点。

(3)腰方肌在第 1 ～ 4 腰椎横突附着点处寻找筋结点,定 1 ～ 2 点。

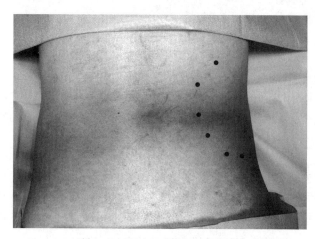

图 4-5 腰方肌解结术定点图

4. 针刀操作

(1)髂嵴点:刀口线与臀上皮神经走行一致,刀体垂直于皮肤表面,按针刀手术四步操作规程进针刀,加压快速刺入皮肤,缓慢推进,经皮肤、皮下组织、背阔肌、腰方肌,直达骨面,紧贴髂嵴骨面进行疏通、剥离,此处可松解髂腰韧带,刀下有松动感后出针刀。

(2)12 肋下缘点:刀口线与腰方肌走行一致,按针刀手术四步操作规程进针刀,加压快速刺入皮肤,缓慢推进,经皮肤、皮下组织、背阔肌、下后锯肌,到达腰方肌筋结点处,进行疏通、剥离,刀下有松动感后出针刀。

(3)腰椎横突筋结点:刀口线与脊柱走行平行,刀体垂直于皮肤表面,按针刀手术四步操作规程进针刀,快速刺入,缓慢推进,经皮肤、皮下组织、背阔肌、下后锯肌,到达腰椎横突筋结点处,进行疏通、剥离,刀下有松动感后出针刀。

5. 典型病案

案例:毛某,女,25 岁。自诉 1 年前劳累后出现腰背部疼痛,侧弯时症状加重,活动受限,于当地医院就诊,腰椎 X 线正侧位片、彩超检查均正常,未予系统治疗,自行贴敷膏药,症状有所缓解。1 周前患者症状加重,伴双下肢麻木不适,查腰椎 CT 示:腰椎间盘突出性改变。经某三甲医院治疗后症状未明显改善,遂来我科门诊。症见:腰背部疼痛,侧弯时症状加重,伸屈受限,食纳可,夜寐安,二便调。查体:腰方肌髂嵴点、第 12 肋和腰椎局部压痛明显,舌质红,苔薄白,脉滑。

诊断:腰椎间盘突出。

治疗:腰方肌解结术,每周 1 次,3 次 1 个疗程。术后嘱患者 3 日内施术部位禁止擦洗,适当功能锻炼。经 3 次治疗后,患者腰背部疼痛、活动受限明显改善。

六、足三阴髋关节解结术

1. 适应证　患侧大腿内、外、前、后侧放射性麻痛或伴皮肤感觉减退;髋关节疼痛、酸困,活动受限,多在主动屈伸髋关节时疼痛出现或加重;膝关节疼痛不适;腹痛、腹胀、恶心、二便异常;会阴部放射痛;腰痛,腰后伸酸痛加重等。

2. 体位　仰卧位,充分暴露施术部位。

3. 定点(图 4-6)

(1)腹股沟韧带与股动脉交点处向下 2cm,向外旁开 2cm,再向上 2cm,即腹股沟韧带下缘定 1 点;主要松解腰大肌与髂肌的联合腱及腹股沟韧带。

(2)髂前上棘与耻骨联合外上缘连线中点垂直向外下 2cm 处定 1 点,即腰大肌点;主要松解股骨颈处腰大肌与髂肌的联合腱。

(3)髂前上棘,缝匠肌起点处定 1 点;主要松解缝匠肌起点及腹股沟韧带在髂前上棘处的附着点。

(4)耻骨梳附近,耻骨肌起点处定 1 点;主要松解腹股沟韧带在耻骨结节处的附着点。

(5)股骨粗线外侧唇和转子间线,股外侧肌起点处定 1 点;主要松解股外侧肌。

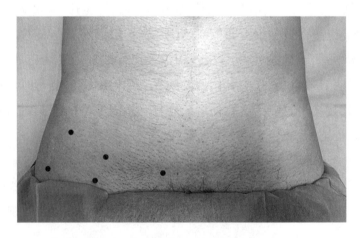

图 4-6　足三阴髋关节解结术定点图

4. 针刀操作

(1)腹股沟韧带点:针刀体与皮肤垂直,刀口线与股动脉走行平行,严格遵循加压分离原则,快速刺入皮肤,经皮肤、皮下组织,穿过腰大肌与髂肌的联合腱,直达髂耻隆突骨面,提起刀锋,行疏通、剥离 2～3 刀,刀下有松动感后出针刀。

(2)腰大肌点:针刀体与皮肤垂直,刀口线与股动脉走行平行,严格遵循加压分离原则,刀体垂直皮肤表面,快速刺入皮肤,经皮肤、皮下组织,穿过腰大肌与髂肌的联合腱,直达转子间嵴骨面,提起刀锋,行疏通、剥离2~3刀,调转刀口线再次进行松解,刀下有松动感后出针刀。

(3)髂前上棘点:针刀体与皮肤垂直,刀口线与缝匠肌、腹股沟韧带走行平行,加压分离后,快速刺入皮肤,经皮肤、皮下组织,穿过缝匠肌及腹股沟韧带,直达髂前上棘骨面,提起刀锋,行疏通、剥离2~3刀,刀下有松动感后出针刀。

(4)耻骨结节点:针刀体与皮肤垂直,刀口线与纵轴走行一致,严格加压分离,快速刺入皮肤,经皮肤、皮下组织,穿过腹股沟韧带,直达耻骨骨面,提起刀锋,行疏通、剥离2~3下,刀下有松动感后出针刀。

(5)股外侧肌点:针刀体与皮肤垂直,刀口线与股外侧皮神经走行平行,严格加压分离,刀体垂直皮肤表面,快速刺入皮肤,经皮肤、皮下组织,穿过股外侧肌,直达股骨骨面,提起刀锋,行疏通、剥离2~3下,刀下有松动感后出针刀。

5. 典型病案

案例:杨某,男,38岁。自诉1个月前无明显诱因出现左下肢放射样麻木不适,并伴有皮肤感觉减弱,髋关节酸困,活动受限,屈伸活动时疼痛加重,患者未予重视。1周前上述症状加重,出现下腹部疼痛,反复腹泻,遂至我院就诊,左下肢彩超检查未见明显异常。查体时,患者腹股沟韧带、腰大肌处局部压痛明显。食纳差,睡眠欠佳,小便调,大便频数。舌质淡,苔白腻,脉沉。

诊断:坐骨神经痛。

治疗:足太阴经筋循行经过下肢内侧,循腹里,结于肋,散于胸中,患者左下肢放射样麻木且伴有反复腹痛、腹泻,属足太阴经筋循行部位的病症,故行针刀足三阴髋关节解结术,每周1次,3次1个疗程。术后嘱患者3日内施术部位禁止擦洗,适当功能锻炼。经3次治疗后,患者症状明显改善。

(李伟青 王鹏飞 王海东)

第五章　手少阴经筋

第一节　概　述

　　手少阴经筋主要循行于人体上肢的内侧缘及胸部和腹部交界处，而后向下进入腹腔。多因气血津液运行不畅而致邪结于筋，或因外部损伤导致经筋受损，出现循行所过之处发生筋结，临床多表现为掣引、疼痛、转筋，甚至出现功能活动的严重受限。经筋理论指导下的针刀治疗技术主要有腕关节解结术、肱骨内上髁解结术、手少阴胸部解结术等。在临床实际操作中，并不局限于上述针刀治疗技术，应以手少阴经筋循行所过之处的筋结点（阳性病灶点）为治疗部位，通过对筋结病灶处切割剥离，以达到理筋散结、疏通气血、改善功能障碍的目的。

第二节　手少阴经筋循行与分布

一、原文及释义

　　原文:手少阴之筋，起于小指之内侧，结于锐骨，上结肘内廉，上入腋，交太阴，挟乳里，结于胸中，循臂，下系于脐(《灵枢·经筋》)(图5-1)。

　　释义:手少阴经筋，起于手小指的内侧，循指上行结于掌后小指侧高骨，再上行结于肘的内侧，上行入腋下，与手太阴经筋相交，夹行于乳内，结于胸中，沿臂部下行系于脐部。

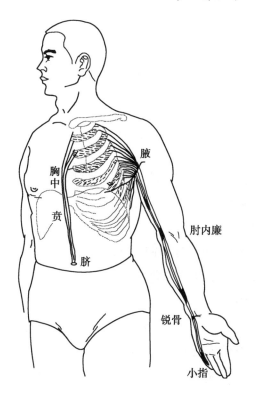

图 5-1　手少阴经筋循行示意图

图中标注：腋　肘内廉　锐骨　小指　胸中　贲　脐

二、古医家注释

《针灸甲乙经·经筋》，基本同《灵枢》。"锐骨"作"兑骨"。

《黄帝内经太素·经筋》："手少阴经筋……结于锐骨……结于胸中，循贲（兑骨，谓掌后当小指下尖骨也，交手太阴已伏于乳房之里，然后结于胸也），下系于脐。"

《类经·经络类》："手少阴之筋……挟乳里（小指内侧，少冲之次也。结于锐骨，神门之次也。肘内廉，少海之次也。上入腋，极泉之次，交手太阴之筋，邪络挟乳内行。此经自指至腋，皆刚筋也）。结于胸中，循臂，下系于脐（自乳里内行结于胸中，与三阴之筋合。'臂'字亦当作'贲'，盖心主、少阴之筋，皆与太阴合于贲而下行也）。"

《灵枢集注·经筋》："手少阴之筋，起于手小指侧之少冲间，循肘腋，交于手太阴之筋，挟乳里，结于胸中，循臂下系于脐。"

第三节 相 关 解 剖

一、起于小指之内侧,结于锐骨

1. **掌短肌** 位于小鱼际近侧部的浅筋膜内,可固定浅筋膜,并有保护深面尺神经和血管的作用。

2. **小指尺侧肌**

(1)小指展肌:起于豌豆骨和伸肌支持带,止于小指近节指骨底。

主要作用:有外展小指及协助伸小指之指间关节的作用。

神经支配:尺神经深支。

(2)小指短屈肌:起自钩骨及腕横韧带,止于小指近侧指骨底掌面尺侧缘。

主要作用:屈小指掌指关节。

神经支配:尺神经深支。

(3)小指对掌肌:起自钩骨及腕横韧带,止于第 5 掌骨尺侧缘。

主要作用:对掌小指。

神经支配:尺神经深支。

3. **腕关节局部诸韧带**

(1)豆钩韧带:起自豌豆骨桡侧远端,止于钩骨近端尺侧。

(2)尺腕掌侧韧带:包括尺月韧带和尺三角韧带。尺月韧带紧邻桡舟月韧带的尺侧,起自桡骨末端尺侧的掌面和关节盘掌缘的桡侧半,止于月骨尺侧半的掌面和月三角骨间韧带,此韧带扁宽,较为粗壮,但伸展性小;尺三角韧带位于尺月韧带的尺侧,两者相邻紧密,该韧带起自关节盘掌缘的尺侧半,垂直下行止于三角骨的掌面。

(3)尺侧副韧带豌豆骨部:尺侧副韧带位于桡腕关节的尺侧,较为薄弱,无明显的韧带结构。起于尺骨茎突基底部,纤维向下与关节盘尖部的纤维交错混合,然后止于豌豆骨、三角骨及腕横韧带的上缘。

(4)腕掌掌侧韧带:连结远侧列腕骨掌侧和第二至第四掌骨底掌侧之

间的数条坚韧的短韧带。其中连结第三掌骨的有三条,分别起自大多角骨、头状骨和钩骨。

(5)桡尺掌侧韧带:桡尺远侧关节有两条关节囊韧带加强,一条位于关节面的前面,叫桡尺掌侧韧带,旋后时该韧带紧张,另一条位于关节的后面,叫桡尺背侧韧带,旋前时该韧带紧张。桡尺远侧关节主要依靠桡尺掌侧、背侧韧带和关节盘维持稳定。

4. 掌神经 在手掌区,正中神经发出数条指掌侧总神经,每一条指掌侧总神经下行至掌骨头附近又分为两条指掌侧固有神经,后者沿手指的相对缘下行至指尖。

5. 三角纤维软骨盘 尺桡下关节是由尺骨小头环状关节面与桡骨下端的尺侧切迹共同构成的车轴关节。其内有一个三角纤维软骨盘(或称软骨板)相连结。三角形的底部附着于桡骨的尺侧切迹下缘,与桡骨远端关节面相移行;三角形的尖部则附着于尺骨茎突的桡侧基底小窝部,与腕关节尺侧副韧带相连,关节囊较薄弱且松弛,其滑膜面近侧突出于尺桡下关节面 6 ～ 7mm,形成囊状隐窝,便于前臂进行回旋运动。

二、上结肘内廉,上入腋,交太阴

1. 指浅屈肌 起于肱骨内上髁、前臂的筋膜,止于第 2 ～ 5 指的中节指骨底。

主要作用:屈近侧指骨间关节、掌指关节、腕。

神经支配:正中神经。

旋前圆肌、桡侧腕屈肌、尺侧腕屈肌、掌长肌、指浅屈肌均起于肱骨内上髁处,常因互相摩擦及屈肘关节等劳损而出现筋结点。

2. 指深屈肌 起于尺骨及尺骨间膜的前面,止于第 2 ～ 5 指远节指骨底。

主要作用:屈远侧指骨间关节、掌指关节、腕。

神经支配:正中神经、尺神经。

3. 旋前方肌 扁的四方形小肌。起自尺骨下 1/4 的掌面,肌束横行,止于桡骨下端的掌面。

主要作用:使前臂旋前。

神经支配:正中神经。

4. 尺侧腕屈肌　起于肱骨内上髁及前臂深筋膜,止于豌豆骨。

主要作用:屈腕及手内收。

神经支配:尺神经。

5. 掌长肌　起于肱骨内上髁、前臂筋膜,止于掌腱膜。

主要作用:屈腕、紧张掌腱膜。

神经支配:正中神经。

6. 桡侧腕屈肌　起自肱骨内上髁、前臂筋膜,止于第 2 掌骨底前面。

主要作用:屈肘、屈腕、手外展。

神经支配:正中神经

7. 肱二头肌、喙肱肌　详见"手太阴经筋"。

8. 背阔肌　起于下 6 个胸椎棘突、全部腰椎棘突、髂嵴,止于肱骨小结节嵴。

主要作用:肩关节后伸、内收及内旋。

神经支配:胸背神经。

该肌损伤时,可在肱骨小结节嵴止点、背阔肌与大圆肌的肌间滑囊、肩胛下角、腰三角、十二肋间三角间隙处出现筋结点。

9. 前臂内侧皮神经　发自臂丛内侧束,在腋静脉内侧下行,继而沿肱动脉和贵要静脉内侧下行至臂中份附近浅出,分布于臂内侧和臂前面的皮肤。

10. 旋肱后动脉　为腋动脉在肱骨后部的分支,旋肱后动脉先后穿四边孔,进而与旋肱前动脉分别绕过肱骨外科颈的后方和前方,相互吻合并分布于三角肌和肩关节。

三、挟乳里,结于胸中,循臂,下系于脐

1. 胸大肌、胸小肌、前锯肌、肋间内肌、肋间外肌、胸骨肌、腹外斜肌、腹直肌、膈肌、肋骨、胸骨、胸长神经　详见"手太阴经筋"。

2. 腹内斜肌　位于腹部内侧,比腹外斜肌更小、更薄。起自胸腰筋膜、髂嵴、腹股沟韧带外侧 1/2,止于白线和下 3 肋、耻骨梳。

主要作用:增加腹压;脊柱的前屈、侧屈、旋转;降肋助呼吸。

神经支配:第 5 ～ 11 肋间神经及肋下神经、髂腹下神经、髂腹股沟神经。

筋结点主要分布于肌肉起止点处。

3. 腹横肌　按纤维方向命名,是腹部最内层的肌肉。位于腹内斜肌深处。起于下 6 对肋软骨的内面、胸腰筋膜、髂嵴、腹股沟韧带外侧 1/3,止于白线、耻骨梳。

主要作用:增加腹压;脊柱的前屈、侧屈、旋转;降肋助呼吸。

神经支配:第 5 ～ 11 肋间神经及肋下神经、髂腹下神经、髂腹股沟神经。

4. 胸外侧动脉　大部分自腋动脉第二段,较少起于第三段,有的与腋动脉其他分支共干。该动脉发出后在胸小肌后面下行,分支于前锯肌和胸大肌、胸小肌,在女性有分支到乳房。

5. 胸壁上动脉　为胸廓内动脉的一个分支,胸廓内动脉行至第 6 肋间隙发出两终支,其中较大的终支为胸壁上动脉。该动脉为胸廓内动脉的直接延续,穿膈进入腹直肌鞘,在腹直肌的深面下行,到脐附近与腹壁下动脉吻合,分支营养腹直肌和腹膜。

6. 胸外侧静脉　与胸外侧动脉伴行。接受胸壁外侧的浅静脉,汇入腋静脉。

7. 胸壁上静脉　为胸腹壁静脉的分支,与腹壁上动脉伴行。

第四节　手少阴经筋主病及临床表现

一、原文及释义

原文:其病内急,心承伏梁,下为肘网,其病当所过者支转筋,筋痛(《灵枢·经筋》)。

释义:其病症可见胸内拘急,心下有积块坚伏,名为伏梁;上肢经筋有病,则肘部拘急,屈伸不利;本经筋循行部位支撑不适,掣引转筋和疼痛。

二、临床表现

经筋循行及结聚部位转筋、疼痛,如小指掌指关节、腕关节、肘关节、上臂内侧疼痛,腋下肿痛,肩关节疼痛、功能受限。也可出现胸闷、胸痛、心前区不适、心悸、心慌、胃脘痛、呃逆、恶心、呕吐等症,甚者可见心前区疼痛向指腕部尺侧放射。

第五节 针刀治疗

一、腕关节解结术

1. 适应证　适用于腕关节尺侧局部病变,如肿胀、疼痛及腕关节尺侧偏斜等。

2. 体位　患者取仰卧位,充分暴露腕关节。

3. 定点(图 5-2)

(1)豌豆骨尺侧缘,尺侧副韧带附着点处定 1 点,主要松解尺侧副韧带。

(2)三角骨尺侧缘,尺侧副韧带附着点处定 1 点,主要松解尺侧副韧带及尺骨关节盘。

(3)尺骨茎突尖处,尺侧副韧带附着点处定 1 点,主要松解尺侧副韧带。

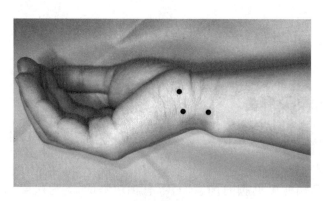

图 5-2　腕关节解结术定点图

4. 针刀操作

(1)豌豆骨筋结点:针刀体与皮肤垂直,刀口线与尺神经手背支走行一致,按针刀手术四步操作规程进针刀,加压快速刺入皮肤,缓慢推进,经皮肤、皮下组织进入尺侧副韧带,直达骨面,提起刀锋,行疏通、剥离2~3刀,刀下有松动感后出针刀。

(2)三角骨筋结点:针刀体与皮肤垂直,刀口线与尺神经手背支走行一致,按针刀手术四步操作规程进针刀,加压快速刺入皮肤,缓慢推进,经皮肤、皮下组织,直达三角骨骨面,行疏通、剥离2~3刀,提起刀锋,斜向上刺入尺骨关节盘进行减张减压。

(3)尺骨茎突尖筋结点:针刀体与皮肤垂直,刀口线与尺侧副韧带走行一致,按针刀手术四步操作规程进针刀,加压快速刺入皮肤,缓慢推进,经皮肤、皮下组织进入尺侧副韧带,直达骨面,提起刀锋,行疏通、剥离2~3刀,刀下有松动感后出针刀。

5. 典型病案

案例:李某,男,56岁,农民。主诉:右手腕关节尺侧缘疼痛1年余,加重伴活动受限1月余。患者自述1年前外伤后出现右手腕关节尺侧缘疼痛,无活动受限,自服抗炎止痛药(具体药物及剂量不详),症状有所改善。1个月前因劳累后上述症状明显加重,到当地医院查腕关节DR:骨质未见明显异常,行针灸等理疗,效果不显。患者为求进一步诊治,遂就诊于我科。症见:右手腕关节尺侧缘疼痛,伴尺偏、桡偏活动明显受限,食纳可,睡眠佳,二便调,舌淡暗,苔白,脉弦数。

诊断:腕尺侧副韧带损伤。

治疗:腕关节解结术。术后有关节液流出,挤压释放关节液。嘱患者3日内施术部位禁止擦洗,注意休息。每周1次,经1次治疗后,上述症状基本消失。

二、肱骨内上髁解结术

1. 适应证　适用于肱骨内上髁处发生的局部病变,如肱骨内上髁处疼痛和压痛,疼痛可向上臂及前臂患侧放射,劳累后疼痛加剧。因疼痛常影响肢体活动,如不能提携重物,前臂旋前、屈腕受限等。

2. 体位　患者取仰卧位,手臂抬高,充分暴露肘关节。

3. 定点(图 5-3)

(1)尺侧腕屈肌在肱骨内上髁附着处定 1 点,主要松解尺侧腕屈肌在肱骨内上髁处的起点、肘尺侧副韧带前部及肘关节囊。

(2)指浅屈肌在肱骨内上髁附着处定 1 点,主要松解指浅屈肌在肱骨内上髁处的起点,肘尺侧副韧带中部、后部、横束及肘关节囊。

(3)掌长肌、桡侧腕屈肌交界处定 1 点,主要松解掌长肌、桡侧腕屈肌在肱骨内上髁处的起点及肘关节囊。

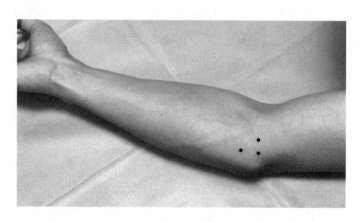

图 5-3　肱骨内上髁解结术定点图

4. 针刀操作

(1)尺侧腕屈肌点:针刀体与皮肤垂直,刀口线与尺侧腕屈肌肌纤维走行一致,按针刀手术四步操作规程进针刀,加压快速刺入皮肤,缓慢推进,经皮肤、皮下组织进入尺侧腕屈肌、肘尺侧副韧带前部及肘关节囊,到达骨面,提起刀锋,行疏通、剥离 2～3 刀,刀下有松动感后出针刀。

(2)指浅屈肌点:针刀体与皮肤垂直,刀口线与指浅屈肌肌纤维走行一致,按针刀手术四步操作规程进针刀,加压快速刺入皮肤,缓慢推进,经皮肤、皮下组织进入指浅屈肌,肘尺侧副韧带中部、后部、横束及肘关节囊,到达骨面,提起刀锋,行疏通、剥离 2～3 刀,刀下有松动感后出针刀。

（3）掌长肌、桡侧腕屈肌点：针刀体与皮肤垂直，刀口线与掌长肌、桡侧腕屈肌肌纤维走行一致，按针刀手术四步操作规程进针刀，加压快速刺入皮肤，缓慢推进，经皮肤、皮下组织进入掌长肌、桡侧腕屈肌及肘关节囊，到达骨面，提起刀锋，行疏通、剥离2～3刀，刀下有松动感后出针刀。

5. 典型病案

案例：王某，男，40岁，面点师。主诉：左侧肘关节疼痛伴活动受限1月余。患者自述1个月前因劳累后出现左肘关节内侧疼痛，伴屈伸不利，自服非甾体抗炎药，症状不缓解，为求进一步系统治疗，遂就诊于我科门诊。症见：左侧肘关节肿胀、疼痛，伴有屈伸不利，提重物时疼痛加重，拧毛巾动作无法完成，纳差，睡眠差，舌淡暗，苔白，脉弦数。查：肱骨内上髁压痛明显。

诊断：肱骨内上髁炎。

治疗：肱骨内上髁解结术。每周1次，3次1个疗程。术后嘱患者3日内施术部位禁止擦洗，注意休息。经2次治疗后，上述症状基本消失。

三、手少阴胸部解结术

手少阴经筋向上结于肘内侧，再向上进入腋内，交手太阴经筋，行于乳里，结于胸中，沿膈向下，系于脐部。部分循行与手太阴经筋相合，在针刀治疗中，常将手三阴经筋联合应用。

1. 适应证　适用于肩关节周围疼痛、肿胀及运动功能障碍，表现为上肢抬举、外展、背伸、后伸功能活动受限。另外，对于胸内拘急、心下积块等症亦有一定疗效，常用于治疗乳腺增生、胃脘不适等疾病。

2. 体位　患者取仰卧位，充分暴露肩关节及胸部。

3. 定点（图5-4）

（1）胸大肌在胸骨附着点处形成的筋结点定1～2点。

（2）胸大肌在第4～6肋软骨附着点处定1～2点。

（3）剑突周围寻找筋结点，定2～3点。

另外，治疗时常联合手太阴经筋胸部、肩部解结术，故其余定位同前。

4. 针刀操作　针刀体与皮肤垂直，刀口线与肌纤维走行一致，按针刀手术四步操作规程进针刀，加压快速刺入皮肤，缓慢推进，经皮肤、皮下组织,直达骨面,轻提针刀,切割 2～3 下,刀下有松动感后出针刀。如有硬性结节和条索,可予"十字"切割。

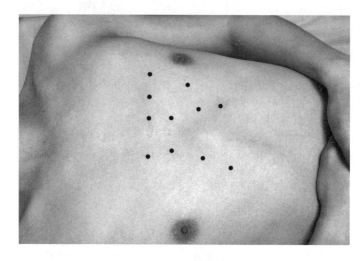

图 5-4　手少阴胸部解结术定点图

5. 典型病案

案例:胡某,女,45 岁。患者自诉 1 年前无明显诱因出现心慌心悸,伴气短乏力,就诊于我院心血管科,查常规心电图示:正常心电图。予中药、西药等对症治疗,症状未见缓解。1 个月前患者因颈椎不适伴头晕、恶心就诊于我科,询问刻下症时得知患者曾有心慌心悸病史,甚是苦恼,因此先解决此问题。查体:左侧肋弓、胸骨中下段左侧边缘可触及条索,压痛明显,舌淡,苔薄白腻,脉滑。现夜眠欠安,纳可,二便调。

诊断:心脏神经官能症。

治疗:手少阴胸部解结术,每周 1 次,3 次 1 个疗程。术后嘱患者 3 日内施术部位禁止擦洗。经 3 次治疗后,患者心慌心悸、气短乏力基本消失,嘱患者做扩胸运动,锻炼胸大肌。

（李伟青　张　浩　王海东）

第六章 手太阳经筋

第一节 概　　述

手太阳经筋为十二经筋之一,其发病可见手小指掣引肘内高骨后缘疼痛,沿手臂侧至腋下及腋下后侧部位亦可感到疼痛;环绕肩胛并牵引颈部也会发生疼痛,出现耳中鸣响、疼痛,同时牵引颔部、眼部等。经筋理论指导下的针刀治疗技术主要有阳谷解结术、肱骨外上髁解结术、盂下结节解结术、冈上肌解结术、乳突解结术、颞颌关节解结术等。在临床实际操作中,并不局限于上述针刀治疗技术,应以手太阳经筋循行所过之处的筋结点(阳性病灶点)为治疗部位,通过对筋结病灶处切割剥离,以达到理筋散结、疏通气血、改善功能障碍的目的。

第二节 手太阳经筋循行与分布

一、原文及释义

原文:手太阳之筋,起于小指之上,结于腕,上循臂内廉,结于肘内锐骨之后,弹之应小指之上,入结于腋下;其支者,后走腋后廉,上绕肩胛,循颈,出走太阳之前,结于耳后完骨;其支者,入耳中;直者,出耳上,下结于颔,上属目外眦……本支者,上曲牙,循耳前,属目外眦,上颔,结于角(《灵枢·经筋》)(图6-1)。

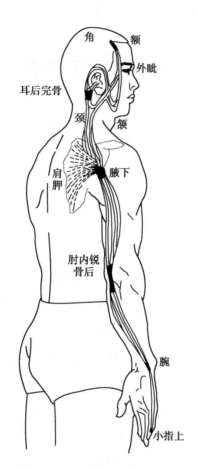

角　　额

外眦

耳后完骨

颈　　颔

肩
胛　　腋下

肘内锐
骨后

腕

小指上

图 6-1　手太阳经筋循行示意图

释义:手太阳经筋,起于手小指之上,结于腕背;上沿前臂内侧,结于肱骨内上髁后,以手弹该骨处,有感传及于手小指之上;上行结于腋下。其分支走腋后侧,向上绕肩胛部,沿着颈旁出走足太阳经筋的前方,结于耳后乳突部;分支进入耳中;直行的出于耳上,向下结于下颔处,上行的连属于眼外眦。

二、古医家注释

在典籍中关于本经筋循行的描述略有差异,但意义相同,如《针灸甲乙经·经筋》中将"后走腋后廉"作"从腋走后廉","上绕肩胛"作"上绕臑外廉上肩胛","循颈,出走太阳之前"作"循颈,出足太阳之筋前"。

《类经·经络类》中,张介宾对其进行了相应的注解:"手太阳之筋……入结于腋下(手小指之上外侧,少泽穴也。上行结于手腕外侧腕骨、阳谷之次,上循臂内侧,结于肘下锐骨之后,小海之次。但于肘尖下两骨罅中,以指捺其筋,则酸麻应于小指之上,是其验也。又由肘上臑外廉,入结于后腋之下,此皆刚筋也)。其支者……循颈,出走太阳之前,结于耳后完骨(其支者,自腋下与足太阳之筋合,走腋后廉,上绕肩胛,行肩外腧、肩中腧,循颈中天窗之分,出走太阳经筋自缺盆出者之前,同上结于耳后完骨之次也)。其支者,入耳中;直者……上属目外眦(此支者,自颈上曲牙,入耳中听宫之分;其直者,上行出耳上,会于手少阳角孙之次;其前而下者,循颐结于颔,与手阳明之筋合;其前而上者,属目外眦瞳子髎之次,与手足少阳之筋合也)。"

第三节　相　关　解　剖

一、起于小指之上,结于腕,上循臂内廉,结于肘内锐骨之后,弹之应小指之上

1. **小指伸肌** 一条细长的肌。以伸肌总腱起自肱骨外上髁以及邻近的深筋膜,附于指伸肌内侧,肌腱移行为指背腱膜,止于小指中节和远节指骨底。

主要作用:伸小指,伸腕。

神经支配:桡神经。

2. **尺侧腕伸肌** 为前臂后群肌浅层伸肌之一,为一长梭形肌,位于尺骨后缘外侧。起自肱骨外上髁、前臂筋膜和尺骨后缘,向下移行为长腱,经伸肌支持带止于第五掌骨底后面,肌腹较发达、腱细长。

主要作用:伸腕和协助手内收。

神经支配:桡神经。

3. **小指展肌、小指短屈肌、小指对掌肌** 详见"手少阴经筋"篇。

4. 尺骨　居前臂内侧,分一体两端。上端粗大,前面有一半圆形深凹,称滑车切迹,与肱骨滑车相关节。切迹后上方的突起称鹰嘴,前下方的突起称冠突。冠突外侧面有桡切迹,与桡骨头相关节;冠突下方的粗糙隆起,称尺骨粗隆。尺骨体上段粗,下段细,外缘锐利,为骨间缘,与桡骨的骨间缘相对。下端为尺骨头,其前、外、后有环状关节面,与桡骨的尺切迹相关节,下面光滑,借三角形的关节盘与腕骨隔开。头后内侧的锥状突起,称尺骨茎突。

5. 局部神经

(1)桡神经:详见"手太阴经筋"篇。

(2)尺神经:自臂丛内侧束发出后,经腋动、静脉之间出腋窝,先在肱二头肌内侧沟内侧下行至臂中份,继而穿内侧肌间隔至臂后区内侧,继续下行入肱骨内上髁后方的尺神经沟。在此由后向前穿过尺侧腕屈肌的起点,行至前臂前内侧份,伴随尺动脉,于尺侧腕屈肌与指深屈肌之间下行至桡腕关节上方发出手背支,主干在豌豆骨桡侧,在屈肌支持带浅面分为浅支和深支。这些分支在掌腱膜深面、腕横韧带浅面进入手掌。

6. 局部血管

(1)尺动脉:在尺侧腕屈肌与指浅屈肌之间下行,经豌豆骨桡侧至手掌。其末端与桡动脉掌浅支吻合形成掌浅弓。尺动脉在行程过程中,除发支至前臂尺侧诸肌和参与形成肘关节网外,主要分支有:①骨间总动脉,又分为骨间前动脉和骨间后动脉,分别沿前臂骨间膜的前、后面下降,沿途分支至前臂肌和尺、桡骨;②掌深支,穿小鱼际至掌深部,与桡动脉的末端吻合形成掌深弓。

(2)尺静脉:尺动脉的伴行静脉。起自掌深静脉弓,在腕部与浅静脉相交通,至肘部附近,收纳骨间前、后静脉。

7. 局部韧带

(1)豆掌韧带:起自豌豆骨,止于第 5 掌骨底。

腕部韧带与豌豆骨围成腕尺管时,其间有尺神经通过。当诸肌劳损肥厚时,会压迫尺神经而出现筋结点。

(2)腕尺侧副韧带:起自尺骨茎突尖的扇形纤维结构,分为两束,一束止于三角骨的内侧和背侧,另一束止于豌豆骨及腕横韧带上缘。腕关节活动频繁而复杂,超生理限度的转腕和桡展活动,常致尺侧副韧带劳损,从而出现筋结病灶点。

(3)肘关节尺侧副韧带:韧带肥厚,呈三角形。上方起自肱骨内上髁的前面和下面,向下呈放射状,分为前中后三部:前部止于尺骨冠突的尺侧缘;中部较薄,止于鹰嘴的内侧面,其表面有一条斜形纤维束,连结冠突与鹰嘴两者的边缘。尺侧副韧带有防止肘关节侧屈的作用。前臂与上臂有一向外开放的钝形提携角,故在伸直位持重或触地时,肘关节必然向桡侧外展,从而损伤尺侧副韧带出现筋结点。

8. 前臂筋膜　前臂筋膜发达,向上续于臂筋膜。在肘窝前面,此筋膜被肱二头肌腱膜增强,后面被肱三头肌腱膜增强。在筋膜的深面,前面有前臂浅层屈肌起始,后面有前臂浅层深肌起始。

二、入结于腋下

1. 肱三头肌　位于上臂后面皮下,长头起于肩胛骨盂下结节,外侧头起于肱骨体后面桡神经沟外上方,内侧头起于肱骨体后面桡神经沟内下方。3个头合成1个肌腹,以其腱止于尺骨鹰嘴。

主要作用:伸肘关节,助肩关节伸及内收。

神经支配:桡神经。

2. 腋动脉、腋静脉　详见"手太阴经筋"篇。

3. 臂筋膜　臂部的浅筋膜不发达,和邻近部位的浅筋膜相连,覆盖臂肌的表面。上臂的深筋膜比较发达,深筋膜上方移行于三角肌筋膜与腋筋膜,下方与前臂筋膜相连,在臂远侧半的内外两侧,自臂筋膜的深面发出纵行的肌间隔,深入臂的屈肌与伸肌之间,附着于肱骨内外侧缘和肱骨内外上髁,构成臂内侧肌间隔与臂外侧肌间隔,借此二肌间隔将臂筋膜分为两个筋膜鞘。前鞘内包绕肱二头肌、喙肱肌及肱肌。在肱二头肌与肱肌之间,又以臂筋膜的深层分隔,因此臂筋膜在屈肌侧分为两层,但深层很薄,介于肱二头肌与肱肌之间。臂内侧肌间隔很发达,位于上臂的全长,介于肱二头肌与肱三头肌内侧头之间,其前面有肱肌起始,后面有肱三头肌内侧头起始,在其中点处有尺神经和血管穿过。臂外侧肌间隔位于上外侧的远侧,其中部位于肱肌和肱三头肌之间,而在臂的远侧 1/3 处位于肱桡肌和肱三头肌之间,后面有肱三头肌外侧头起始,前面有肱肌和肱桡肌起始,在其中部有桡神经穿过。

臂内侧肌间隔与伸屈诸肌及桡神经被牵拉,可引起慢性损伤而出现筋结病灶。

三、其支者,后走腋后廉,上绕肩胛

1. **小圆肌**　详见"手太阴经筋"篇。

2. **大圆肌**　位于小圆肌的下侧,其下缘被背阔肌上缘遮盖,整个肌肉呈柱状。起于肩胛骨下角背面,肌束向外上方集中,止于肱骨小结节嵴。

主要作用:肩关节后伸、旋内及内收。

神经支配:肩胛下神经。

3. **冈上肌、冈下肌、菱形肌、斜方肌、上后锯肌**　详见"手阳明经筋"篇。

4. **肩胛骨**　为三角形扁骨,贴于胸廓后外面,介于第 2～7 肋骨之间。可分为两面、三缘和三个角。腹侧面或肋面与胸廓相对,为一大浅窝,称肩胛下窝。背侧面有一横嵴,称肩胛冈。冈上、下方的浅窝分别称冈上窝和冈下窝。肩胛冈向外侧延伸的扁平突起,称肩峰,与锁骨外侧端相接。上缘短而薄,外侧缘有肩胛切迹,更外侧有突向前的指状突起,称喙突。内侧缘薄而锐利,因邻近脊柱,故又称为脊柱缘。外侧缘肥厚邻近腋窝,称腋缘。上角为上缘与脊柱缘会合处,平对第 2 肋。下角为脊柱缘与腋缘会合处,平对第 7 肋或第 7 肋间隙,为计数肋的标志。外侧角为腋缘与上缘会合处,最肥厚,朝外侧方的梨形浅窝,称关节盂,与肱骨头相关节。盂上、下方各有一粗糙隆起,分别称盂上结节和盂下结节。肩胛冈、肩峰、肩胛骨下角、内侧缘及喙突都可在体表触及。

5. **颈椎**　椎体较小,横断面呈椭圆形;上、下关节突的关节面几乎呈水平位。第 3～7 颈椎体上面侧缘向上突起称椎体钩。椎体钩与上位椎体下面的两侧唇缘相接,则形成钩椎关节,又称 Luschka 关节。颈椎椎孔较大,呈三角形。横突有孔,称横突孔,有椎动脉和椎静脉通过。第6颈椎横突末端前方的结节隆起,称颈动脉结节,有颈总动脉经其前方。

第一颈椎又名寰椎,呈环状,无椎体、棘突和关节突,由前弓、后弓及侧块组成。前弓较短,后面正中有齿突凹,与枢椎的齿突相关节。侧块连接前后两弓,上面各有一椭圆形关节面,与枕寰相关节;下面有圆形关节面与枢椎上关节面相关节。后弓较长,上面有横形的椎动脉沟,有椎动脉通过。

第二颈椎又名枢椎,特点是椎体向上伸出齿突,与寰椎齿突凹相关节。齿突原为寰椎椎体,发育过程中脱离寰椎而与枢椎椎体相融合。

第七颈椎又名隆椎,棘突特长,末端不分叉,活体易于触及,常作为计数椎体序数的标志。

6. **胸椎** 椎体从上向下逐渐增大,横断面呈心形。在椎体两侧面后份的上缘和下缘处,有半圆形浅凹,称上、下肋凹,与肋头相关节。在横突末端前面有横突肋凹与肋结节相关节。关节突的关节面几乎呈冠状位,上关节突关节面朝向后,下关节突关节面则朝向前。棘突较长,向后下方倾斜,各相邻棘突呈叠瓦状排列。

7. **局部神经**

(1)腋神经:从臂丛后束发出,伴旋肱后血管向后外方走行,穿过四边孔后,绕肱骨外科颈至三角肌深面,发支支配三角肌和小圆肌。部分纤维自三角肌后缘浅出后延为皮神经,分布于肩部和臂外侧区上部的皮肤,称为臂外侧上皮神经。肱骨外科颈骨折、肩关节脱位和使用腋杖不当所致的重压,常造成腋神经损伤,体征为臂不能外展,臂部旋外力减弱,肩部和臂外上部皮肤感觉障碍。神经损伤至三角肌萎缩,患者肩部亦失去圆隆的外形。

(2)肩胛上神经:发自臂丛的后支,常分为上支和下支,分别进入肩胛下肌和大圆肌,支配该二肌的运动。

(3)肩胛背神经:主要发自第五颈神经前支,发出后,穿出斜角肌向后越过肩胛提肌,在肩胛骨内侧缘和脊柱之间下行,分布至菱形肌和肩胛提肌。

8. 肩胛筋膜　覆盖于肩胛骨前后各肌肉的表面,依据被其覆盖肌肉的名称而命名:①冈上筋膜,盖于冈上肌的表面,附着于肩胛骨冈上窝的边缘,此肌筋膜不甚发达;②冈下筋膜,位于冈下肌和小圆肌的表面,比较发达,具有腱膜性质,附着于冈下窝的边缘,于冈下肌和小圆肌之间,向深面发出不明显的肌间隔,因而形成冈下肌和小圆肌肌鞘;③肩胛下肌筋膜,被覆肩胛下肌。

该筋膜深入肌间的腱性组织,在劳损时可与肌组织摩擦而出现筋结点。

四、循颈,出走太阳之前,结于耳后完骨;其支者,入耳中

1. 胸锁乳突肌　详见"手太阴经筋"。

2. 头夹肌　起于项韧带下半,下位颈椎棘突,上位胸椎棘突和棘上韧带;止于颞骨乳突及枕骨上项线外侧 1/3 下方的部分。

主要作用:双侧收缩时,使头颈伸直;单侧收缩时,使头颈向同侧侧屈和回旋。

神经支配:颈神经后支。

3. 颈夹肌　起于第 3～6 胸椎的棘突;止于上 2 或 3 颈椎的横突后结节。

主要作用:单侧收缩,头转向同侧;双侧收缩,头向后仰。

神经支配:脊神经背支。

4. 头半棘肌　位于项后部,在夹肌之下,且在颈最长肌和头最长肌的内侧。头半棘肌以一串腱起始于上方六段或七段胸椎和第七段颈椎横突的顶端,和之后上方三段颈椎的关节突上;各腱结合成一块宽阔的肌肉向上,并附着至枕骨的上项线和下项线之间。头半棘肌分为头半棘肌内丛与头半棘肌外丛。头半棘肌内丛由六束肌肉组成,外丛由四条肌束组成。

主要作用:双侧收缩时,可使脊柱后伸,特别是头颈部;控制向收缩侧的屈曲;维持头的躯体姿势。

神经支配:脊神经后支。

五、直者,出耳上,下结于颔,上属目外眦……本支者,上曲牙,循耳前,属目外眦,上颌,结于角

1. **耳后肌**　位于耳后,起自乳突外面,止于耳部软骨后面的肌,能够牵引耳郭向后。

2. **耳上肌**　位于耳上,起自帽状腱膜,止于耳郭软骨的肌。呈三角形,肌腹阔而薄。可上提耳郭。

3. **耳前肌**　位于耳前,起自帽状腱膜,止于耳郭软骨的前部,牵引耳郭向前的肌肉。

4. **颞肌**　起自颞窝,颞筋膜深面,止于下颌骨冠突。
主要作用:前部提下颌骨(闭口);后部拉下颌骨向后。
神经支配:颞深神经。

5. **咬肌、眼轮匝肌**　详见"手阳明经筋"篇。

6. **面神经**　含运动、感觉和副交感纤维。运动纤维起自位于脑桥尾端腹外侧的面神经核,支配除咀嚼肌和上睑提肌以外的面肌,以及耳部肌、枕肌、颈阔肌等,分为颈支、下颌支、颊支、颧支、颞支。

7. **局部血管**
(1)颞浅动脉:在外耳门前方上行,越颧弓根部至颞部皮下,分支布于腮腺和额、颞、顶部的软组织。

(2)颧眶动脉:颞浅动脉供应眼外眦部结构的分支。发自颞浅动脉的前壁,沿颧弓上缘前行至眼外眦,分布至眼轮匝肌。

(3)咬肌动脉:上颌动脉第二段供应咬肌的分支。发自上颌动脉第二段的上壁,经下颌切迹向外分布至咬肌。

(4)上睑动脉弓:睑内、外侧动脉在上睑内吻合形成动脉弓。

(5)下睑动脉弓:睑内侧动脉与泪腺动脉的分支在下睑内交通吻合形成的动脉弓。

第四节　手太阳经筋主病及临床表现

一、原文及释义

原文：其病小指支，肘内锐骨后廉痛，循臂阴，入腋下，腋下痛，腋后廉痛，绕肩胛引颈而痛，应耳中鸣痛，引颔，目瞑良久乃得视，颈筋急，则为筋瘘颈肿，寒热在颈者（《灵枢·经筋》）。

释义：常见病症有小指僵硬不适，肘部疼痛；循行于臂的内侧，上至腋下，可见腋下后侧等处酸困疼痛；环绕肩胛，牵引颈部疼痛，伴有耳鸣，疼痛可牵引至颔部，闭目休养稍许才能看清物景；颈筋拘急，可发生筋瘘、颈肿等症。

二、临床表现

1. 手太阳经筋起自小指，经掌背尺侧结于腕背。其病损后可出现手腕尺侧疼痛、麻木，严重者小指感觉迟缓、肌肉萎缩；时有夜间痛，疼痛可向肘尺侧放射，也出现向上臂和心前区窜痛；屈肘、屈腕无力，伸腕功能障碍，指伸肌萎缩。

2. 上沿前臂内侧，结于肱骨内上髁后，上行结于腋下。其分支走腋后侧，向上绕肩胛部，沿着颈旁出走足太阳经筋前方，结于耳后乳突部。其病损后可出现腋下、肩胛下角、肩胛内外侧缘疼痛，肩关节活动功能障碍，上肢后伸疼痛；肩背部沉重、冰凉，颈项部僵硬，严重者尚可出现头皮发紧、记忆力减退、头晕、头痛、恶心、呕吐、心慌、胸闷等症状。

3. 直行者出于耳上，向下结于下颔处；上行者连属于眼外眦。其损伤可出现耳聋、耳鸣、耳内疼痛，颔面部疼痛，头痛、头晕、牙痛、面肌痉挛、面瘫、黑矇等症。

第五节 针 刀 治 疗

一、阳谷解结术

阳谷解结术为手三阳关解结术的重要组成部分,位于腕背侧横纹尺侧端,当尺骨茎突与三角骨之间的凹陷中,对于腕关节肿胀、疼痛,上肢痿痹,以及经筋循行所过之头面五官疾病具有一定疗效,其具体定位及操作详见手阳明经筋"手三阳关解结术"。

案例:杨某,女,38 岁。主诉:右腕关节疼痛 8 个月。患者 8 个月前无明显诱因出现右腕关节疼痛,无肿胀,腕关节正侧位 X 线检查未见明显异常。予药膏外敷后疼痛稍有减轻,近日腕关节疼痛加重,伴右手小指麻木不适,曾在某三甲医院就诊,行颈椎正侧位片、肌电图检查,均未见明显异常,给予药物口服治疗,效果不显,遂来我科门诊就诊。症见:右腕关节疼痛,右手小指麻木、活动不利,食纳可,睡眠欠佳,二便调,舌质红,苔薄白,脉沉。查体:腕关节背侧第五掌骨底,腕背横纹第三、四掌骨结合部压痛明显,背伸、掌屈活动受限。

诊断:腕关节炎。

治疗:阳谷穴在腕横纹外侧端骨隙中,如同阳气的生发之谷,有生发阳气之功;其下解剖组织为手掌筋膜、钩骨骨膜,布有腕背侧动脉和尺神经手背支。此处病损时,可出现右手腕关节疼痛伴小指活动不利、麻木不适,腕关节疼痛等症状。拟行针刀阳谷解结术,每周 1 次,3 次 1 疗程。术后 3 日内施术部位禁止擦洗,适当功能锻炼。经 3 次治疗后,患者腕关节疼痛明显减轻,小指麻木改善,嘱其做腕关节功能锻炼。

二、盂下结节解结术

1. 适应证 肘关节伸展、肩关节伸展及内收功能受限,多有扭、闪、高举扣球、过度牵拉等外伤史,或过度劳作等慢性劳损史;患者有局部及一侧上肢酸困、沉胀、麻木等不适感;病程久者,肩关节活动度多有不同程度受限;盂下结节处压痛,有时可触及局部质硬或有条索感;触按盂下结节可诱发上肢酸困、沉胀、麻木等症状加重;X线检查局部无骨折表现。

2. 体位　俯卧位,充分暴露施术部位。

3. 定点　肱三头肌长头腱在盂下结节附着处定一点,主要松解肱三头肌长头在该处的起点。定点为下图中最下边一点(图6-2)。

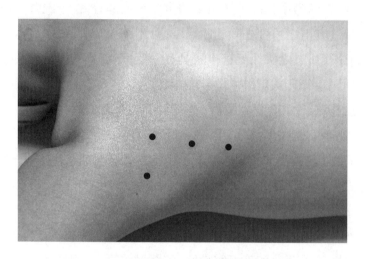

图 6-2　肩胛后区、盂下结节解结术定点图

4. 针刀操作　针刀体与皮肤垂直,刀口线与肱三头肌长头肌纤维走行一致,按针刀手术四步操作规程进针刀,加压快速刺入皮肤,缓慢推进,经皮肤、皮下组织、上臂筋膜、三角肌后束、肱三头肌长头、肩胛骨,到达盂下结节,轻提刀锋,纵行切割2～3刀,行适度横行推剥,刀下有松动感后出针刀。

5. 典型病案

案例:石某,男,58岁,教师。主诉:右肩关节疼痛伴右上臂麻木不适1年。患者诉1年前健身锻炼时不慎拉伤右肩,出现右肩关节疼痛,外展、上举受限,伴右上臂麻木感,行肩关节X线及彩超示:未见明显异常。间断口服非甾体抗炎药。疼痛时轻时重,右上臂困重,曾在某三甲医院就诊,行相关检查均未见异常,予中药外敷、艾灸、拔罐等治疗后,症状未见明显减轻。现为求进一步治疗,遂来我科门诊。症见:右肩关节疼痛伴右上臂麻木,活动受限,食纳可,睡眠可,二便调,舌质淡红,苔薄白,脉沉。查体:右肩盂下结节处压痛明显,可触及条索,肩关节外展、上举受限。

诊断:肱三头肌损伤。

治疗:肱三头肌长头起于肩胛骨盂下结节,其受损时,可出现肩关节疼痛、活动受限;牵扯桡神经,可致肩臂麻木感。予盂下结节解结术,每周 1 次,3 次 1 个疗程。术后 3 日内施术部位禁止擦洗,嘱功能锻炼。经 2 次治疗后,患者右肩关节疼痛明显缓解。

三、冈上肌解结术

1. 适应证　一般为慢性发病,常见于长期伏案工作者,表现为患侧肩胛骨冈上区疼痛,酸困不适,或患侧肩胛骨内侧区酸困、麻木,或肩关节外展受限。肩胛骨冈上窝部或肱骨大结节上部有压痛点,或以上部位可触及硬结和条索状物,拨之有弹响。

2. 体位　俯卧位,充分暴露施术部位。

3. 定点　冈上肌在肩胛骨冈上窝起始点处定 2 ～ 3 点,主要松解此处的筋结点(图 6-3)。

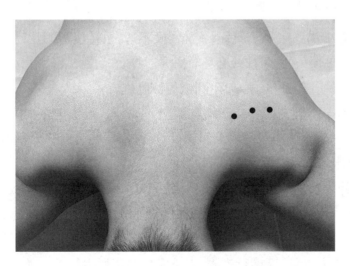

图 6-3　冈上肌解结术定点图

4. **针刀操作** 针刀体与皮肤垂直,刀口线与冈上肌肌纤维走行一致,按针刀手术四步操作规程进针刀,加压快速刺入皮肤,缓慢推进,经皮肤、皮下组织、背部筋膜、斜方肌、冈上肌至肩胛骨,轻提刀锋,沿冈上肌走行方向切割2～3刀,适度横行推剥,刀下有松动感后出针刀。如有硬性结节和条索,纵行切数刀。

5. **典型病案**

案例:杜某,女,29岁。患者诉1年前劳累后出现肩部疼痛,偶有双上肢外展困痛,到当地医院就诊,查颈椎正侧位片未见明显异常,行针灸、推拿治疗后疼痛稍有减轻,每遇劳累后症状加重,休息后减轻。近1个月劳累后疼痛加重,休息后不能缓解,行推拿及外用药物治疗后,症状仍未减轻,遂来我科门诊就诊,症见:肩部疼痛,时有双上肢外展困痛,食纳可,睡眠可,二便调,舌质淡红,苔薄黄,脉滑。查体:肩胛骨冈上窝处有压痛点,肱骨大结节上部压痛明显,可触及条索。

诊断:冈上肌损伤。

治疗:冈上肌解结术,每周1次,3次1疗程。术后3日内施术部位禁止擦洗,嘱功能锻炼。经3次治疗后疼痛消失。

四、乳突解结术

1. **适应证** 多见于斜颈,颈部僵硬不适,扭转痉挛,侧屈及回旋功能受限,也可见偏头痛、面神经麻痹等疾病。

2. **体位** 俯卧位,患侧朝上;或健侧卧位。

3. **定点** 乳突区寻找筋结点,定1～2点。乳突上主要附着有胸锁乳突肌、头夹肌、二腹肌等解剖组织,治疗时依据筋结点的分布、区域疼痛及功能受限情况,选择松解不同的组织结构(图6-4)。

4. **针刀操作** 针刀体与皮肤垂直,刀口线与胸锁乳突肌走行一致,按针刀手术四步操作规程进针刀,加压快速刺入皮肤,缓慢推进,经皮肤、皮下组织、胸锁乳突肌,刀下有坚韧感时,即到达乳突骨面,轻提刀锋,纵行切割2～3刀,行适度横行推剥,刀下有松动感后出针刀。如有硬性结节和条索,纵行切数刀。

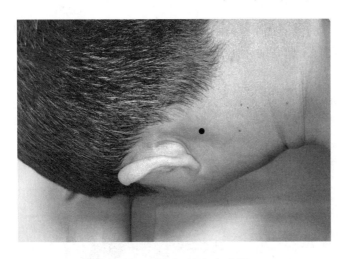

图 6-4　乳突解结术定点图

5. 典型病案

案例:石某,男,33 岁,职员。主诉:左侧项部疼痛 1 年,加重伴耳鸣 2 个月。患者自诉 1 年前无明显诱因出现左侧项部疼痛,持续数小时,至当地医院行头颅 CT,未见明显异常,颈椎正侧位 X 线片示生理曲度变直,余未见异常。予针灸、推拿治疗后疼痛稍有缓解。近 2 个月,耳后疼痛明显,伴耳鸣,曾去多家医院就诊,五官科及相关生化检查均未见明显异常,经治疗效果不显,遂来我院门诊就诊。症见:左侧头项部疼痛,耳后疼痛明显,伴耳鸣,食纳可,睡眠可,二便调,舌质红,苔薄黄,脉弦。查体:耳后乳突区压痛明显,可触及条索。

诊断:颈型颈椎病。

治疗:予乳突解结术联合颈七刀解结术,每周 1 次,3 次 1 疗程。术后 3 日内施术部位禁止擦洗,嘱畅情志。经 3 次治疗后,患者症状明显减轻。

五、颞颌关节解结术

1. 适应证　以颞颌关节局部疼痛为主,疼痛位于耳前深处,单侧或双侧发病,张口、咀嚼、说话或受寒等可加重。常见于类风湿关节炎,可为此病的首发或伴随症状。

2. 体位　患者取仰卧位,头偏向健侧,暴露施术部位。

3. 定点　颞颌关节压痛最明显处定一点,主要松解该处的咬肌、颞下颌外侧韧带及颞下颌关节囊(图6-5)。

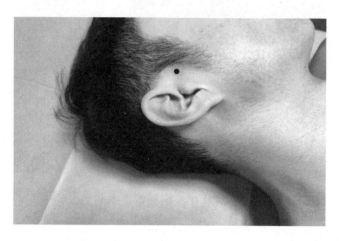

图6-5　颞颌关节解结术定点图

4. 针刀操作　针刀体与皮肤垂直,刀口线与颞浅动脉走行一致,按针刀手术四步操作规程进针刀,加压快速刺入皮肤,缓慢推进,经皮肤、皮下组织、咬肌、颞下颌外侧韧带,纵行切割2～3刀,刀下有松动感后出针刀。

5. 典型病案

案例:周某,男,33岁。患者自诉半年前因受凉后出现颞颌关节疼痛,张口受限,曾就诊于多家三甲医院,查颈椎X线片、超声检查均未见异常,未明确诊断,予颞颌关节注射玻璃酸钠、针灸及局部封闭治疗,效果不佳。2个月前加重,出现颞颌关节弹响,经多次治疗效果不显,遂来我科门诊就诊。症见:颞颌关节疼痛,张口轻度受限,无口眼歪斜、肢体偏瘫症状,食纳可,睡眠可,二便调。舌质淡红,苔薄白,脉沉。既往体健,查体:颞颌关节压痛明显,可触及条索。

诊断:颞颌关节炎。

治疗:颞颌关节解结术,每周1次,3次1疗程。术后3日内施术部位禁止擦洗。经2次治疗后关节弹响消失,张口功能恢复,疼痛明显缓解。

(李伟青　杨丹娜　王海东)

第七章　足太阳经筋

第一节　概　述

　　足太阳经筋主要循行于人体后侧,循行路线长,分支多,分布广泛,在经筋系统中占有重要地位。经筋理论指导下的针刀治疗技术主要有头半棘肌、斜方肌解结术,颈七刀解结术,颈六刀解结术,竖脊肌解结术,腰六刀解结术,臀肌解结术,胸小肌解结术及膝七刀解结术等。在临床实际操作中,并不局限于上述针刀治疗技术,应以足太阳经筋循行所过之处的筋结点(阳性病灶点)为治疗部位,通过对筋结病灶处切割剥离,以达到理筋散结、疏通气血、改善功能障碍的目的。

第二节　足太阳经筋循行与分布

一、原文及释义

　　原文:足太阳之筋,起于足小指,上结于踝,邪上结于膝,其下循足外踝,结于踵,上循跟,结于腘;其别者,结于踹外,上腘中内廉,与腘中并,上结于臀。上挟脊,上项;其支者,别入结于舌本;其直者,结于枕骨,上头下颜,结于鼻;其支者,为目上网,下结于頄;其支者,从腋后外廉,结于肩髃,其支者,入腋下,上出缺盆,上结于完骨;其支者,出缺盆,邪上出于頄(《灵枢·经筋》)(图7-1)。

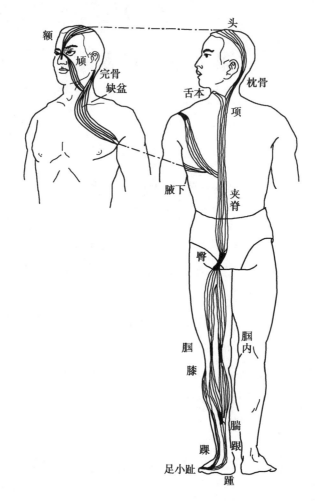

图 7-1　足太阳经筋循行示意图

　　释义：足太阳经筋,起于足小趾,向上结于外踝,斜上结于膝部,在下者沿外踝结于足跟,向上沿跟腱结于腘部,其分支结于小腿肚(腨外),上向腘内侧,与腘部另一支合并,外上行结于臀部,向上夹脊到达项部;分支入结于舌根;直行者结于枕骨,上行至头顶,从额部下,结于鼻;分支形成"目上网"(即上睑),向下结于鼻旁,背部的分支从腋后外侧结于肩髃;一支进入腋下,向上出缺盆,上方结于耳后乳突。又有分支从缺盆出,斜上结于颧骨处。

二、古医家注释

《针灸甲乙经·经筋》：基本同《灵枢》。"其下循足外踝"，作"其下者，从足外侧"。"上头下颜"，作"上头下额（一作颜）"。从腋后至胸前之"其支者"作"其下支者"。"入腋下，上出缺盆"作"入腋下，出缺盆"。"出于"作"入于"。

《黄帝内经太素·经筋》：基本同《灵枢》。"足小指上"作"小指之上"。"其下"作"其下者"。"循足外踝"作"循足外侧"。"其支者"作"其下支者"。杨上善注："小指上，谓足指表上也。结，曲也。筋行回曲之处谓之结……经脉有隙，筋有结也。颜，眉上也。下结于頄，頄中出气之孔谓之鼻也，鼻形谓之頄也。"

《针灸大成·十二经筋》：基本同《灵枢》。"足外踝"作"足外侧"。

《类经·经络类》："足太阳之筋，起于足小指，上结于踝，邪上结于膝（足太阳之筋起于足小指爪甲之侧，即足太阳经脉所止之处，至阴穴次也，循足跗外侧上结于外踝昆仑之分，乃邪上附阳而结于膝腘之分。结，聚也……）。其下循足外踝，结于踵，上循跟，结于腘（其下，足跗之下也。踵即足跟之突出者，跟即踵上之硬筋处也，乃仆参、申脉之分。结于腘，委中也）。其别者结于踹外，上腘中内廉，与腘中并（此即大筋之旁出者，别为柔软短筋，亦犹木之有枝也。后凡言别者、支者皆仿此。此支自外踝别行，由足腨肚之下尖处，行少阳之后，结于腨之外侧络穴飞阳之分，乃上腘内廉，合大筋于委中而一之也）。上结于臀（尾骶骨傍，会阳之分也）。上挟脊上项（夹脊背，分左右上项，会于督脉之陶道、大椎，此皆附脊之刚筋也）。其支者，别入结于舌本（其支者，自项别入内行，与手少阳之筋结于舌本，散于舌下，自此以上，皆柔软之筋而散于头面）。其直者，结于枕骨，上头下颜，结于鼻（其直者，自项而上，与足少阴之筋，合于脑后枕骨间，由是而上过于头，前下于颜，此结于鼻下之两旁也。额上曰颜）。其支者，为目上网，下结于頄（网，纲维也，所以约束目睫，司开阖者也。目下曰頄，即颧也。此支自通顶入脑者，下属目本，散于目上，为目上网，下行者结于頄，与足少阳之筋合）。其支者，从腋后外廉，结于肩髃（又其支者，从挟脊，循腋后外廉，行足少阳之

后,上至肩,会手阳明之筋,结于肩髃)。其支者,入腋下,上出缺盆,上结于
完骨(此支后行者,从腋后走腋下,向前斜出阳明之缺盆,乃从耳后直上,会
手太阳、足少阳之筋,结于完骨,完骨,耳后高骨也)。其支者,出缺盆,邪上
出于颏(此支前行者,同前缺盆之筋歧出。别上颐颔,邪行出于颏,与前之
下结于颏者相合也)。"

第三节 相 关 解 剖

一、起于足小指,上结于踝,邪上结于膝,其下循足外踝,结
于踵

1. 小趾展肌 起于跟骨结节侧;止于小趾近节趾骨底外侧。

主要作用:屈曲和外展小趾。

神经支配:足底外侧神经。

2. 腓骨长肌、腓骨短肌、骰骨、距骨 详见"足阳明经筋"篇。

3. 跟骨 足骨中最大者。近似长方形,位于距骨下方。

4. 踝关节周围韧带

(1)伸肌上支持带:又称"小腿横韧带",呈宽带状位于踝关节前上方,
连于胫、腓骨下端之间。其深面有两个间隙,内侧者有胫骨前肌腱、胫前血
管和腓深神经通过;外侧者有踇长伸肌腱、趾长伸肌腱和第 3 腓骨肌通过。

(2)伸肌下支持带:又称"小腿十字韧带"。位于伸肌上支持带下方,呈
横置的 Y 形韧带。其外侧端附着于跟骨上面,内侧端以上、下两束分别附
着于内踝和足内侧缘,并与足底深筋膜融合。

(3)腓骨肌上支持带:附着于外踝与跟骨外侧面之间的韧带,约束腓骨
长、短肌腱于外踝的后方。

(4)腓骨肌下支持带:附着于跟骨外侧面与伸肌下支持韧带外侧端的
韧带,向前与伸肌下支持带相续,将腓骨长、短肌约束于跟骨外侧面。

(5)跟腓韧带:为一强韧的圆形纤维束,起自外踝尖部的前方,向后下

方,止于跟骨外侧面中部的小结节。足内翻时,容易损伤该韧带。

(6)距腓后韧带:位置较深,起自外踝后缘,水平向后内方,止于距骨后突,此韧带有防止胫骨、腓骨向前脱位的作用。

(7)胫腓后韧带:为一强韧的索状韧带,起自胫骨后面的下缘,斜向前外下方,止于外踝的内侧面,此韧带对保持踝关节的稳固性,防止胫腓骨沿距骨上面向前脱位有重要作用。

5. 局部滑囊

(1)外踝皮下囊:位于外踝与皮肤之间的滑囊。局部过度摩擦或外伤后常出现筋结点。

(2)跟腱囊:位于跟腱与跟骨之间的滑液囊。跟腱受伤或与跟骨之间过度摩擦可出现筋结点。

(3)跟皮下囊:位于跟骨后面与皮肤之间的滑液囊。局部过度摩擦或外伤后常出现筋结点。

(4)跟骨下囊:位于跟骨下缘与足底皮肤之间的滑液囊。局部过度摩擦或外伤后常出现筋结点。

6. 足背筋膜

上续于小腿筋膜,分为浅、深两层,浅层为伸肌下支持带的延续,附着于足两侧缘的骨膜,深层又叫骨间背侧筋膜,紧贴骨间背侧肌及跖骨骨膜。由于小腿诸肌的肌腱经过踝关节周围而抵于足底部,故踝关节周围的筋膜有限制各肌腱的作用,因此筋膜增厚,形成各条支持带。各支持带将小腿伸肌群各肌固定在一定的位置上,防止由于足的背屈而造成肌腱翘起,但也因此造成伸肌腱与支持带的磨损而常出现筋结病灶点。

7. 足底腱膜

位于足底深筋膜的中间部。较厚,呈三角形。后端较狭细,附着于跟骨结节,前端呈扇形分开至各骨,向深面发出两个肌间隔,分别附于第一、五跖骨,将足底分为3个骨筋膜鞘,容纳足底的三群肌肉。

二、上循跟,结于腘;其别者,结于踹外,上腘中内廉

1. 腓肠肌

为小腿三头肌的浅部。有内、外两个头:内侧头起自股骨内侧髁,外侧头起于股骨外侧髁。内侧头肌腹略大于外侧头,两头纤维在小腿中线腓骨头平面下 20～30cm 处靠近,向下则聚合,继而移行为肌腱,

止于跟骨结节。

主要作用:屈曲膝关节、足跖屈。

神经支配:胫神经。

该肌是重要的足跖屈肌,跖屈力量较强,故其起止点,尤其是各滑囊、神经通过处,常因受损而出现筋结点。

2. 比目鱼肌　位于小腿肌深面,起于腓骨上部后面、胫骨比目鱼线;以跟腱止于跟骨结节。

主要作用:跖屈踝关节。

神经支配:胫神经。

该肌协助腓肠肌,使足跖屈,其两个起点及两头腱弓,三头肌止点处,以及跟腱皮下、腱下滑囊是常见的筋结点。

3. 跖肌　起于股骨外上髁、膝关节囊,止于跟骨结节。

主要作用:足跖屈。

神经支配:胫神经。

4. 腘肌　起于股骨外侧髁的外侧上缘;止于胫骨比目鱼线以上骨面。

主要作用:屈曲膝关节、内旋小腿。

神经支配:胫神经。

5. 踇长屈肌　起于胫、腓骨后面及骨间膜,止于踇趾远端趾骨。

主要作用:屈踇趾、足跖屈。

神经支配:胫神经。

该肌起点、踝管及踝下肌腱转折处,常出现筋结点。

6. 趾长屈肌　起于胫、腓骨后面及骨间膜,止于第 2～5 远端跖骨底。

主要作用:屈曲第 2～5 趾,足跖屈。

神经支配:胫神经。

该肌起点、分裂韧带深面、骨纤维管处常出现筋结点。

7. 胫骨后肌　起于胫、腓骨后面及骨间膜;止于足舟骨粗隆内侧、中间及外侧楔骨。

主要作用:足内翻、跖屈。

神经支配:胫神经。

8. 胫骨、腓骨 详见"足阳明经筋"篇。

9. 神经

(1)胫神经:为坐骨神经本干的延续,下行进入腘窝,与位于深面的腘血管相伴,继续下行至小腿后区、比目鱼肌深面,后伴随胫后血管行至内踝后方,最后在屈肌支持带深面的踝管内分为足底内侧神经和足底外侧神经,两终支进入足底。足底内侧神经在跗展肌深面、趾短屈肌内侧前行,分支分布于足底内侧肌群,足底内侧半皮肤及内侧三个半足趾跖面皮肤。足底外侧神经在跗展肌和趾短屈肌深面行至足底外侧,发支分布于足底中间群肌和外侧群肌,以及足底外侧半皮肤和外侧一个半趾跖面皮肤。胫神经在腘窝和小腿后区尚发出许多分支:其中肌支分布于小腿后群诸肌;皮支主要为腓肠内侧皮神经,该皮支伴小隐静脉下行,沿途分支分布于相应区域的皮肤,并在小腿下部与来自腓总神经的腓肠外侧皮神经吻合为腓肠神经。腓肠神经经外踝后方至足的外侧缘前行,分布于足背及小趾外侧缘皮肤;关节支则分布于膝关节和踝关节。

从股骨内、外侧髁连线中点向下连至内踝后方的下行直线可作为胫神经的体表投影线。胫神经损伤后主要表现为足不能跖屈,不能以足尖站立,内翻力减弱,伴发足底及足外侧缘皮肤感觉障碍。由于小腿后群肌功能障碍,收缩无力,结果导致小腿前外侧群肌的过度牵拉,使足呈背屈和外翻位,出现所谓"钩状足"畸形。

(2)腓总神经:在腘窝上角由坐骨神经发出后,沿股二头肌肌腱内侧向外下走行,至小腿上段外侧绕腓骨颈向前穿腓骨长肌后,分为腓浅神经和腓深神经。腓总神经在腓骨颈处的位置非常表浅,易受损伤。受伤后表现为足不能背屈,趾不能伸,足下垂且内翻,呈"马蹄内翻足"畸形,行走时呈"跨阈步态"。同时小腿前、外侧面及足背区出现明显的感觉障碍。

(3)腓肠内侧皮神经:为胫神经的皮支。沿腓肠肌两头间的沟内下行,参与构成腓肠神经。

(4)腓肠外侧皮神经:为腓总神经在腘窝处的分支,分布于小腿后外侧皮肤。

10. 血管

(1)腘动脉:在腘窝深部下行,至腘肌下缘分为胫前动脉和胫后动脉。腘动脉在腘窝内发出数条关节支和肌支至膝关节及邻近肌,并参与膝关节网的形成。

(2)胫后动脉:沿小腿后面浅深层肌之间下行,经内踝后方转至足底,分为足底内侧动脉和足底外侧动脉两终支。腓动脉为该动脉的重要分支。胫后动脉的分支营养小腿后肌群、外侧肌群及足底肌。

(3)腓动脉:90% 为胫后动脉的分支,在腓骨头尖下 6.4cm 处发出,向外下方斜行越过胫骨后肌上部的后面,于腓骨后面与跚长屈肌之间下降,至外踝终于跟骨外侧支。

11. 小腿骨间膜　为连于胫、腓骨骨间缘之间的坚韧纤维膜。

12. 后交叉韧带　起自胫骨髁间隆起的后方,斜向前上方,附于股骨内侧髁外侧面的一条韧带。屈曲膝关节时最紧张,可防止胫骨后移。

13. 膝关节周围滑液囊

(1)鹅足滑囊:位于膝关节内侧,鹅足腱(缝匠肌、半腱肌、股薄肌三块肌腱在胫骨近端内侧附着于同一点,外形似鹅足)与胫侧副韧带之间。

(2)半膜肌囊:位于半膜肌肌腱内侧,半腱肌止腱与膝关节囊之间的滑囊。有时与膝关节腔相通。

(3)腓肠肌内侧头腱下囊:位于腓肠肌内侧头起始部与膝关节囊之间的滑囊。

(4)腓肠肌外侧头腱下囊:位于腓肠肌外侧头起始部与膝关节囊之间的滑囊。

(5)腘肌囊:又称为"腘肌下隐窝",位于股骨外侧髁上方,腘肌起始部与膝关节囊之间的滑囊。有时与膝关节腔相通。

14. 小腿筋膜　其上方续于阔筋膜和腘筋膜,附着于膝关节周围的骨突和韧带(即膝内外侧、髌韧带)、胫骨粗隆、胫骨内外髁和胫骨小头;筋膜的下方于踝关节周围增厚,形成踝关节周围的肌腱支持带。筋膜的上部较厚,股二头肌、半腱肌、半膜肌和股薄肌的肌腱纤维增强,并且有胫骨前肌和趾长伸肌起始于其深面。筋膜的前内侧面与胫骨内面的骨膜相连接。

筋膜的前外侧面和后面均包绕小腿的肌肉。足太阳经筋主要分布于小腿筋膜的后侧。

15．腘筋膜　腘筋膜位于膝关节的后面，分深浅两层。浅层遮盖腘窝的浅面，其深面有腘血管及神经通过，腘筋膜被小隐静脉和其他皮下静脉、淋巴管以及神经穿过。该层筋膜纤维多为横行，深层遮盖腘肌。该层筋膜的外侧较薄弱，内侧特别坚强，并多属垂直纤维，这是由于半腱肌的肌腱借此筋膜抵止于胫骨腘线的缘故。

腘筋膜外侧缘下面有腓总神经通过，腘筋膜损伤、肥厚、瘢痕形成常卡压腓总神经而出现筋结点。

三、与腘中并，上结于臀

1．股二头肌　有长短两个头，长头起于坐骨结节，短头位于长头深层，起于股骨粗线外侧唇，两者共同止于腓骨头外侧。

主要作用：屈曲膝关节、使小腿外旋。

神经支配：坐骨神经。

该肌起止点、滑囊及神经入肌点处可出现筋结点。

2．半腱肌　位于大腿后侧，起于坐骨结节，止于胫骨粗隆内侧。

主要作用：伸髋关节、屈曲膝关节、使小腿微内旋。

神经支配：坐骨神经。

该肌在起止点、胫骨内上方肌腱沟转折处及神经入肌点处可出现筋结点。

3．半膜肌　位于大腿后侧，半腱肌内侧面，起于坐骨结节，止于胫骨内侧髁后下面。

主要作用：伸髋关节、屈曲膝关节、使小腿微内旋。

神经支配：坐骨神经。

4．臀大肌　起于髂骨翼外面后部、髂骨背面、骶结节韧带；止于臀肌粗隆及髂胫束。

主要作用：伸髋、旋髋关节。

神经支配：臀下神经。

5. **臀中肌** 起于髂骨翼外侧面；止于股骨大转子。

主要作用：外展髋关节，前部肌束内旋髋关节，后部肌束外旋髋关节。

神经支配：臀上神经。

6. **臀小肌** 起于髂骨翼外面；止于股骨大转子前缘。

主要作用：外展髋关节，前部肌束内旋髋关节，后部肌束外旋髋关节。

神经支配：臀上神经。

7. **梨状肌** 起于第 2 ～ 4 骶椎前面的骶前孔两侧；止于股骨大转子。

主要作用：外展、外旋髋关节。

神经支配：骶丛分支。

梨状肌上、下孔，肌腹及其止点处可出现筋结点。

8. **股骨** 是人体最长、最结实的长骨，长度约为身高的 1/4，分一体两端。上端有朝向内上的股骨头，与髋臼相关节。头中央稍下有小的股骨头凹。头下外侧的狭细部称股骨颈。颈与体连接处上外侧的方形隆起，称大转子；内下方的隆起，称小转子，有肌肉附着。大、小转子之间，前面有转子间线，后面有转子间嵴。大转子是重要的体表标志，可在体表触及。

9. **髂骨** 构成髋骨上部，分为肥厚的髂骨体和扁阔的髂骨翼。髂骨体构成髋臼的上 2/5，翼上缘肥厚，形成弓形的髂嵴。髂嵴前端为髂前上棘，后端为髂后上棘。髂前上棘后方 5 ～ 7cm 处，髂嵴外唇向外突起，称髂结节，它们都是重要的体表标志。在髂前、后上棘的下方各有一薄锐突起，分别称髂前下棘和髂后下棘。髂后下棘下方有深陷的坐骨大切迹。髂骨翼内面的浅窝称髂窝，髂窝下界有圆钝骨嵴，称弓状线。髂骨翼后下方粗糙的耳状面与骶骨的耳状面相关节。耳状面后上方有髂粗隆与骶骨带相连结。髂骨翼外面称为臀面，有臀肌附着。

10. **坐骨** 构成髋骨下部，分为坐骨体和坐骨支。体组成髋臼的后下 2/5，后缘有尖形的坐骨棘，棘下方有坐骨小切迹。坐骨棘与髂后下棘之间为坐骨大切迹，坐骨体下后部向前、上、内延伸为较细的坐骨支，其末端与耻骨下支结合。坐骨体与坐骨支移行处的后部是粗糙的隆起，为坐骨结节，是坐骨最低部，可在体表触及。

11. 神经

(1)坐骨神经:为全身最粗大、行程最长的神经。坐骨神经经梨状肌下孔出盆腔至臀大肌深面,在坐骨结节与大转子连线的中点深面下行入股后区,继而行于股二头肌长头的深面,达腘窝上角处分为胫神经和腓总神经两大终支。坐骨神经在股后区发肌支支配股二头肌、半腱肌和半膜肌,同时也有分支至髋关节。从坐骨结节与大转子连线的中点开始,向下至股骨内、外侧髁连线的中点作一直线,此两点间连线的上 2/3 段即为坐骨神经在股后区的投影线。坐骨神经痛时,此连线常出现压痛。坐骨神经的变异较常见。根据国人的统计资料,坐骨神经以单干形式从梨状肌下孔出盆腔者占 66.3%,为最常见的形式,而以其他形式出盆腔者则占 33.7%。所谓其他形式,包括:①以单干穿梨状肌出盆腔者:②神经干分为两支,一支穿梨状肌,另一支穿梨状肌下孔出盆腔者;③神经干分为两支,一支穿梨状肌上孔,另一支穿梨状肌下孔出盆腔者。在以上三种变异形式中,单干穿梨状肌出盆腔者,对坐骨神经的不利影响最大。坐骨神经长年受梨状肌收缩的压迫,神经干的血液供应因此受到影响,最后出现功能障碍,临床称为"梨状肌综合征"。

(2)臀上神经:离开骶丛后,伴臀上血管经梨状肌上孔出盆腔至臀部,行于臀中、小肌之间,其主干分为上、下两支,分布于臀中肌、臀小肌和阔筋膜张肌。

(3)臀下神经:为骶丛的分支,经梨状肌下孔出骨盆,分布于臀大肌及髋关节。

(4)臀上皮神经:由第 1～3 腰神经后支的外侧支组成,在第 3、4 腰椎棘突平面穿出竖脊肌外缘,行于竖脊肌与髂嵴附着点处的骨纤维管内至臀部皮下。臀上皮神经一般有 3 支,以中支最长,有时可达臀沟。腰部急性扭伤或神经在骨纤维管处受压时,可引起腰腿疼痛。

(5)臀下皮神经:发自股后皮神经,绕臀大肌下缘至臀下部皮肤。

(6)臀内侧皮神经:为第 1～3 骶神经后支,较细小,在髂后上棘至尾骨尖连线的中段穿出,分布于骶骨表面和臀内侧皮肤。

(7)股后皮神经:自骶丛发出后,与臀下皮神经相伴,穿梨状肌下孔出盆腔至臀大肌深面,下行达其下缘后浅出股后区皮肤。

12. **臀上动脉、臀下动脉**　臀上动脉为后干的延续,向下经腰骶干和第 1 骶神经前支间穿梨状肌上孔出盆腔至臀部,分支至臀部肌肉;臀下动脉起自前干,多在第 2、3 骶神经之间,经梨状肌下孔穿至臀部,分支营养下部臀肌及髋关节。

13. **局部滑囊**

(1)臀大肌转子囊:位于臀大肌肌腱与股骨大转子之间。与臀中肌肌腱、臀小肌肌腱、臀大肌、阔筋膜张肌过度摩擦可出现筋结点。

(2)臀中肌转子囊:位于臀中肌止腱与股骨大转子之间。与臀中肌肌腱过度摩擦可出现筋结点。

(3)臀大肌坐骨囊:又称"坐骨结节囊",位于臀大肌与坐骨结节之间。与臀大肌、坐骨结节过度摩擦可出现筋结点。

14. **臀部深筋膜**　又名臀筋膜,上与髂嵴紧密相连,在臀大肌上缘分为两层,包绕臀大肌,由筋膜的深面向臀大肌的肌束间发出许多小的纤维隔,分隔各个肌束,因而筋膜与肌肉结合非常牢固。其内侧附于骶骨的背面,外侧移行于大腿阔筋膜并参与髂胫束的形成。臀筋膜损伤时,可引起腰腿痛。

四、上挟脊,上项

1. **腰背部浅层肌**

(1)背阔肌:详见"手少阴经筋"篇。

(2)斜方肌、菱形肌、上后锯肌:详见"手阳明经筋"篇。

(3)下后锯肌:起于下两个胸椎和上两个腰椎棘突;止于第 9～12 肋骨角的外方。

主要作用:降肋。

神经支配:肋间神经。

2. **腰背部深层肌**　分为三层:第一层为夹肌和竖脊肌;第二层为横突棘肌,包括半棘肌、多裂肌和回旋肌;第三层为节段性小肌,包括横突间肌和棘间肌。

（1）夹肌：详见"手太阳经筋"篇。夹肌的起止点,夹肌与胸锁乳突肌、肩胛提肌交会处常出现筋结点。

（2）竖脊肌：位于脊柱两侧,从骶骨至枕骨,为一对强大的伸脊柱肌。由并列的三个纵行肌柱共同构成,外侧为髂肋肌(分为腰髂肋肌、背髂肋肌、项髂肋肌);中部为最长肌(分为胸最长肌、颈最长肌、头最长肌),内侧为棘肌(分为胸棘肌、颈棘肌)。主要作用:双侧收缩时,后伸脊柱,维持人体的直立躯体姿势,在脊柱屈曲时起稳定作用,来对抗腹肌和重力作用;单侧收缩时,使脊柱向同侧侧屈,使脊柱向同侧旋转,对抗离心力以维持稳定。神经支配:脊神经后支。竖脊肌各起止点处可出现筋结点。

（3）半棘肌：由胸、颈、头段共同构成。胸半棘肌起于 $T_6 \sim T_{12}$ 的横突;止于上胸椎和下颈椎的棘突。颈半棘肌起于 $T_1 \sim T_6$ 的横突;止于 $C_2 \sim T_5$ 的棘突。头半棘肌分为内丛和外丛,起于 $T_1 \sim T_6$ 的横突、$C_4 \sim C_7$ 的关节突;止于枕骨。主要作用:双侧收缩时,可使脊柱后伸,特别是头颈部;控制向收缩侧的屈曲;维持头的躯体姿势。神经支配:脊神经后支。

（4）多裂肌：起于骶骨背面,腰、胸椎横突和第 4 ~ 7 颈椎关节突;止于 $L_5 \sim C_2$ 棘突。主要作用:双侧收缩时,可使脊柱后伸,特别是头颈部;控制向收缩侧的屈曲。单侧收缩时向对侧旋转椎体。神经支配:脊神经后支。

（5）回旋肌：分为回旋长肌和回旋短肌。两者共同起于椎体的横突,回旋长肌向上跨越一个椎体后,止于棘突的基底部;回旋短肌止于上一个椎体棘突的基底部。主要作用:单侧收缩使脊柱转向对侧;双侧收缩使脊柱伸直。神经支配:脊神经后支。

（6）横突间肌：由腰横突间肌(分为内侧肌和外侧肌)、胸横突间肌、颈横突间肌(分为前肌和后肌)三部分构成。在颈部起于横突的前后结节,在胸部发育不良,在腰部起于横突的侧面、副突;在颈部止于上一横突的前后结节,在胸部发育不良,在腰部止于上一横突的侧面、副突。主要作用:使相邻的脊椎侧屈;对抗离心力维持稳定。神经支配:脊神经后支。

3. 腰方肌　详见"足太阴经筋"篇。

4. 骶骨　5 块骶椎融合而成,呈三角形,底向上,尖向下,盆面(前面)凹陷,上缘中份向前隆凸,称岬。盆面中部有四条横线,是椎体融合的痕迹。

横线两端有4对骶前孔。背面粗糙隆凸,正中线上有骶正中嵴,嵴外侧有
4对骶后孔。骶前、后孔均与骶管相通,有骶神经前后支通过。骶管上通
连椎管,下端的裂孔称骶管裂孔,裂孔两侧有向下突出的骶角,骶管麻醉常
以骶角作为标志。骶骨外侧部上宽下窄,上份有耳状面,与髂骨的耳状面
构成骶髂关节,耳状面后方骨面凹凸不平,称骶粗隆。

5. **腰椎**　椎体粗壮,横断面呈肾形。椎孔呈卵圆形或三角形。上、下
关节突粗大,关节面几呈矢状位,棘突宽而短,呈板状,水平伸向后方。各
棘突的间隙较宽,临床上可于此作腰椎穿刺术。

6. **胸椎、颈椎**　详见"手太阳经筋"篇。

7. **血管**

(1)腰动脉:为腹主动脉供应腹后壁的阶段性分支。通常为4对,与肋
间后动脉及肋下动脉同源,行向外侧,分布腹后壁。

(2)肋间后动脉:共9对,起自胸主动脉,行于第3～11肋间隙的胸内
筋膜与肋间内膜之间,在肋角处发出一较小的下支,沿下位肋上缘前行;本
干又称上支,在肋间内肌与肋间最内肌之间沿肋沟前行。肋间后动脉的上、
下支行至肋间隙前部,与胸廓内动脉的肋间前支吻合。肋间后动脉沿途分
支供应胸前区和胸外侧区,其第2～4支较大,营养乳房。

8. **腰骶部诸韧带**

(1)横突间韧带:位于相邻椎骨横突间的纤维索,部分与横突间肌肉
混合。

(2)骶结节韧带:位于骨盆后方,起自骶、尾骨的侧缘,呈扇形,集中附
着于坐骨结节内侧缘。

(3)骶棘韧带:位于骶结节韧带的前方,起自骶、尾骨侧缘,呈三角形,
止于坐骨棘,其起始部为骶结节韧带所遮掩。骶棘韧带与坐骨大切迹围成
坐骨大孔,骶棘韧带、骶结节韧带和坐骨小切迹围成坐骨小孔,有肌肉、血
管和神经等从盆腔经坐骨大、小孔达臀部和会阴。

(4)骶髂后韧带:分为骶髂后短韧带和骶髂后长韧带。骶髂后短韧带:
起自髂粗隆和髂骨耳状面后部及髂后下棘,斜向内下方,止于骶骨外侧嵴
和骶关节嵴。骶髂后长韧带:骶髂后短韧带的浅层,自髂后上棘达第2～4

骶椎的关节突,向内与腰背筋膜相连,向外与骶结节韧带相连接。

(5)髂腰韧带:强韧、肥厚,起于第5腰椎横突,止于髂窝后缘和髂嵴后部内唇的三角形韧带。

(6)坐骨韧带:起自坐骨体,斜向外上方与髋关节囊融合,附着于大转子的根部。可限制大腿的旋内活动。

9. 胸腰筋膜　胸腰筋膜甚长,向上在后上锯肌之前与项部筋膜相续,在胸部,筋膜较薄,包裹竖脊肌,向内至胸椎棘突,向外至肋角。此筋膜可将背肌与肩带肌分开。胸腰筋膜在腰部增厚,分为深、浅两层,分别包裹竖脊肌的前后两面,形成肌鞘。后层附着于腰椎棘突及棘上韧带,前层附着于横突及横突间韧带,向上附着于第12肋骨下缘及腰肋韧带,向下附着于髂嵴及髂腰韧带。深、浅二层在骶棘肌外侧缘会合,成为腹横肌和腹内斜肌的起始腱膜。胸腰筋膜的浅层也是背阔肌的起始腱膜,后下锯肌的起始部和它紧密接合。

胸腰筋膜为坚韧的纤维膜,可保持腰背伸肌群的位置和体积,以利于肌群收缩。但是,由于背肌活动频繁,胸腰筋膜常被牵拉损伤,从而出现链锁样多处筋结病灶点。背部皮神经均通过固有神经孔穿过胸腰筋膜,这些神经孔成为薄弱区,筋膜下组织若从此处膨出挤压,可出现筋结病灶点。

五、其支者,别入结于舌本

1. 肩胛舌骨肌、茎突舌骨肌　详见"足阳明经筋"篇。

2. 舌骨　居下颌骨下后方,呈马蹄铁形。中间部称体,向后外延伸的长突为大角,向上的短突为小角。大角和体都可在体表触及。

六、其直者,结于枕骨,上头下颜,结于鼻;其支者,为目上网,下结于顺

1. 枕下肌　又名椎枕肌,包括4对连接于第1、2颈椎与枕骨之间发育良好的短肌,即头后小直肌、头后大直肌、头上斜肌、头下斜肌,其中后三者构成枕下三角。①头后小直肌:呈三角形,较小,居内侧,起自寰椎后结节,止于下项线内侧部;②头后大直肌:亦呈三角形,起自枢椎棘突,止于下

项线的外侧；③头上斜肌：起自寰椎横突，斜向内上方，止于枕骨下项线上方的骨面；④头下斜肌：起自枢椎棘突，斜向外上方，止于寰椎横突。

主要作用：一侧收缩使头转向同侧并侧屈；两侧收缩使头后仰。

神经支配：枕下神经（第 1 颈神经后支）。

诸肌肉起止点及交叉点处易出现筋结病灶点。

2. 枕额肌　详见"手阳明经筋"篇。

3. 皱眉肌　位于眼轮匝肌眶部及枕额肌额腹深面、两侧眉弓之间。起自额骨鼻部，肌纤维斜向上外，止于眉部皮肤。主要作用：收缩时牵眉向内下，使鼻根部皮肤产生纵沟，出现皱眉的表情。

4. 眼轮匝肌　详见"手太阳经筋"篇。

5. 神经

（1）枕大神经：为第 2 颈神经后支的皮支。该支穿斜方肌肌腱到达皮下，分布于枕、项部皮肤。

（2）枕小神经：沿胸锁乳突肌后缘上行，分布于枕部及耳郭背上部的皮肤。

6. 动脉

（1）椎动脉：起于前斜角肌内侧，向上穿第 6～1 颈椎横突孔，经枕骨大孔进入颅腔，分支分布于脑和脊髓。

（2）枕动脉：与面动脉的起点相对，在乳突根部的内侧向后行至枕部。

七、其支者，从腋后外廉，结于肩髃

1. 相关肌肉、神经解剖结构详见"手太阳经筋"篇。

2. 血管

（1）肩胛背动脉：为锁骨下动脉的分支。常起自颈横动脉，即颈横动脉的深支。

（2）肩胛上动脉：又称肩胛横动脉，为锁骨下动脉甲状颈干的分支。通过胸锁乳突肌与前斜角肌之间至锁骨后面，越过肩胛切迹，从冈上窝至冈下窝，并与旋肩胛动脉吻合。

八、其支者,入腋下,上出缺盆,上结于完骨;其支者,出缺盆,邪上出于颅

相关解剖结构详见"手太阳经筋"篇。

第四节 足太阳经筋主病及临床表现

一、原文及释义

原文:其病小指支,跟肿痛,腘挛,脊反折,项筋急,肩不举,腋支,缺盆中纽痛,不可左右摇(《灵枢·经筋》)。

释义:足太阳所主之病,可见足小趾僵滞不适,足跟部掣引、酸困不适,腘窝部痉挛不适,脊背僵痛反张,项筋拘急,肩不能抬举,腋部僵滞不适,缺盆中如扭掣样疼痛,不能左右活动。

二、临床表现

1. 起于足小指,上结于踝,斜上结于膝,其下循足外踝,结于踵,上循跟,结于腘;其别者,结于踹外,上腘中内廉,与腘中并,上结于臀。足太阳经筋在双下肢的病变可表现为足跟部麻木、疼痛不适,可放射至足小趾、足外侧缘,踝周疼痛,向上可累及小腿后侧、膝关节后部、大腿后侧,臀部麻木无力、拘挛疼痛,亦可延及腰骶部,活动受限。

2. 上挟脊,上项;其支者,别入结于舌本。足太阳经筋在脊柱的病变可出现腰骶部、后背、颈肩部、后枕部酸困、疼痛、僵硬不适,活动受限;舌下肿痛、舌根缩急、舌僵不语,或咽部疼痛、有异物感,吞咽困难,声音嘶哑,甚则失音。

3. 其直者,结于枕骨,上头下颜,结于鼻;其支者,为目上网,下结于颅。足太阳经筋在头面部的病变可出现后枕部痛、颠顶痛或前额连及眉棱骨疼痛,头晕目眩;鼻塞、衄衄,目赤肿痛、目翳、胬肉攀睛、视物不明、迎风流泪、

眼睑瞤动；面肌痉挛、颊肿等症状。

4. 其支者，从腋后外廉，结于肩髃，其支者，入腋下，上出缺盆，上结于完骨；其支者，出缺盆，邪上出于颅。足太阳经筋在颈项部的病变可表现为颈项部困痛，活动受限，可累及肩关节及上肢；乳突部疼痛，部分患者伴有眩晕、头痛、耳鸣、恶心、呕吐、视力模糊、失眠等症状。

第五节　针刀治疗

一、头半棘肌、斜方肌解结术

1. 适应证　适用于颈肩部、后枕部酸困、疼痛、僵硬不适，尤以头颈后伸受限为主，部分患者伴有眩晕、头痛、耳鸣、视力模糊、失眠等症状或体征。

2. 体位　患者俯卧位，充分暴露施术部位。

3. 定点（图 7-2）　头半棘肌、斜方肌在上项线附着区域左右各定 3 ～ 4 点。

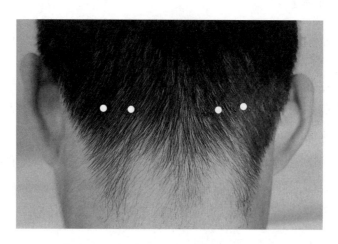

图 7-2　头半棘肌、斜方肌解结术定点图

4. 针刀操作　刀口线与颈椎纵轴平行，刀体与项部皮肤呈 30°，与枕骨上项线骨面垂直，快速刺入皮肤，直达骨面，纵行疏通，横向剥离，对刀下

发紧、软组织明显病变者,可将刀口线调转 90°,纵行切割,刀下有松动感时出针刀。

5. 典型病案

案例:张某,女,57 岁。主诉:颈部困痛伴双眼干涩 2 年余。患者自诉 2 年前无明显诱因出现颈部困痛、双眼干涩,畏光,夜间加重,于当地就诊,行颈椎 X 线片未见异常,查自身抗体异常,诊断为"干燥综合征",给予药物口服及针灸治疗后,症状缓解不明显。今为求进一步治疗,来我科门诊就诊。症见:颈部困痛,双眼干涩,畏光,轻度口干,鼻腔干燥,自觉乏力。食纳欠佳,睡眠可,二便调,舌质红苔少,脉沉细。查体:头后枕部可触及明显条索,压痛阳性。化验结果:抗 SSA 抗体、抗 SSB 抗体均阳性,唇腺活检考虑干燥综合征。

诊断:干燥综合征。

治疗:头半棘肌、斜方肌解结术。每周 1 次,3 次 1 个疗程。术后嘱患者 3 日内施术部位禁止擦洗,适当功能锻炼。经 3 次治疗后,患者颈项部症状明显改善。

二、颈七刀解结术

1. 适应证 后枕部疼痛、酸困,伴眩晕、头痛、耳鸣、视物模糊、失眠等上位颈椎病变所引起的头面部表现,在椎动脉型颈椎病的治疗中具有独特疗效;对于头面部皮肤病变亦有一定效果。

2. 体位 患者俯卧位,充分暴露施术部位。

3. 定点(图 7-3)

(1)头后大直肌与头上斜肌止点交叉处:枕外隆凸旁开 2cm,再向下 (2.5 ± 0.5)cm 范围内左右各定 1 点。

(2)C_2 棘突外侧骨缘点:头后大直肌与头下斜肌起点处,即 C_2 棘突外侧骨缘,左右各定 1 点。

(3)$C_3 \sim C_4$ 棘突间点:$C_3 \sim C_4$ 棘突间定 1 点。

(4)$C_3 \sim C_4$ 关节突关节点:$C_3 \sim C_4$ 左右旁开 (2.0 ± 0.5)cm 范围内各定 1 点。

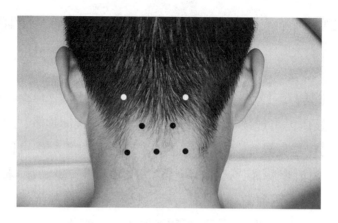

图 7-3 颈七刀解结术定点图

4. 针刀操作

(1)头后大直肌与头上斜肌止点交叉处:刀口线与颈椎纵轴平行,刀体与项部皮肤约成 30°,与枕骨下项线骨面垂直,快速刺入皮肤,直达骨面,纵行疏通剥离,对刀下发紧、软组织明显病变者,可将刀口线掉转 90°,纵切 2～3 刀,刀下有松动感后出针刀。

(2)C_2 棘突外侧骨缘点:刀口线与颈椎纵轴平行,刀体与 C_2 棘突外侧骨缘垂直,快速刺入皮肤,直达 C_2 棘突外侧骨缘骨面或稍浅处,行疏通剥离,刀下有松动感后即可出刀。

(3)C_3～C_4 棘突间点:刀口线和脊柱纵轴平行,深度 1cm 左右,当刀下感到坚韧,患者诉有酸感时,即为病变部位,行疏通剥离 1～2 刀,刀下有松动感后即可出刀。

(4)C_3～C_4 关节突关节点:刀口线与躯干纵轴平行,刀体与关节突骨面垂直,快速刺入皮下,直达颈椎关节突关节或稍浅,行疏通剥离,切开 1～2 刀,刀下有松动感后即可出刀。

5. 典型病案

案例:张某,女,38 岁,职员。右侧头疼反复发作半年余。患者自诉半年前无明显诱因出现右侧头痛,偶有后枕部连及项部僵硬不舒,在当地医院就诊,行颈椎 X 线片等检查均未见异常。给予口服药物及物理治疗后,症状略减轻,每遇劳累后症状明显加重。今来我科门诊就诊,症见:右侧头痛,心烦易怒,偶有耳鸣,无头晕、恶心呕吐,食纳,夜寐可,二便调,舌红苔薄黄,脉沉弦有力。查体:右侧枕后乳突部压痛明显。

诊断:偏头痛。

治疗:本病位于上位颈部及枕后区,与足太阳经筋循行部位相符,经查,右侧枕后乳突部可触及阳性筋结点,故行颈七刀解结术,每周1次,3次1个疗程。术后嘱患者3日内刀口禁止沾水,注意休息。治疗1疗程后,上述症状基本消失。

三、颈六刀解结术

1. 适应证　颈部酸困、疼痛、僵硬不适,肩、臂、手指疼痛、麻木不适,活动受限;对于足太阳经筋受损引起的足跟痛、膝关节疼痛、下肢无力等亦具有一定疗效。

2. 体位　俯卧位,充分暴露施术部位。

3. 定点(图7-4)　在颈椎X线片病变(间隙变窄、颈椎不稳或骨赘形成、钩椎关节骨质增生、韧带钙化)显示相对应椎体或查体阳性压痛椎体的棘突间定1点,旁开(2.0±0.5)cm范围内左右各定1点;在其上位或下位棘突间定1点,旁开(2.0±0.5)cm范围内左右各定1点,即关节突关节点。

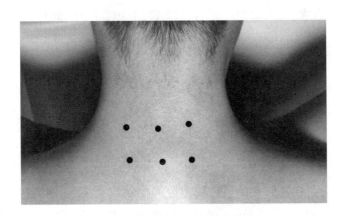

图7-4　颈六刀解结术定点图

4. 针刀操作

(1)棘突间点:刀口线和脊柱纵轴平行,深度1cm左右,当刀下感到坚韧,患者诉有酸感时,即为病变部位,行疏通剥离 1 ~ 2 刀,刀下有松动感后即可出刀。

(2)关节突关节点:刀口线与躯干纵轴平行,刀体与关节突骨面垂直,快速刺入皮下,直达颈椎关节突关节或稍浅处,行疏通剥离 1 ~ 2 刀,刀下有松动感后即可出刀。

5. 典型病案

案例:魏某,男,58 岁,农民。自诉 1 年前无明显诱因出现左侧颈肩部持续性钝痛,夜间、受寒及阴雨天时加重,严重时左肩关节上举、旋后功能受限,左上肢自觉疼痛、麻木,在当地医院行 X 线检查:C_5 ~ C_6、C_6 ~ C_7 间隙变窄,生理曲度变直,肩关节正侧位片未见明显异常。经药物口服、外用及推拿治疗,症状可减轻。近半个月上述症状加重,遂来我科门诊就诊。症见:左侧颈肩部疼痛,活动受限,精神可,纳食可,夜寐欠佳,二便调,舌淡红苔白,脉沉涩。

诊断:颈椎病。

治疗:该患者病变部位与足太阳经筋项部循行路线相符,且 C_5 ~ C_6、C_6 ~ C_7 椎旁压痛明显,故从松解足太阳经筋的筋结点入手,修复局部软组织损伤。拟行颈六刀解结术,每周 1 次,3 次 1 个疗程。术后嘱患者 3 日内刀口禁止沾水,注意休息。治疗 2 次后,上述症状明显好转。

四、竖脊肌解结术

1. 适应证 适用于强直性脊柱炎、腰背肌筋膜炎、腰肌劳损、腰椎退行性病变等疾病,主要表现为腰骶部、后背、颈肩部以及后枕部酸困、疼痛、僵硬不适,活动受限。

2. 体位 患者取俯卧位,放松腰背部肌肉,充分暴露施术部位。

3. 定点(图 7-5) 在竖脊肌走行部位寻找筋结点,定 6 ~ 9 点。

4. 针刀操作 患者取俯卧位,放松腰背部肌肉,定点。无菌消毒,戴无菌手套。在定点处进针刀,刀口线与脊柱纵轴平行,刀体垂直皮面,按四步操作规程快速刺入皮肤,直达筋结点,行疏通剥离,刀下有松动感时即可出刀。

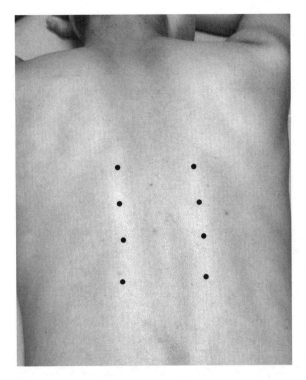

图 7-5　竖脊肌解结术

5. 典型病案

病例:王某,男,48 岁。主诉:腰背部僵硬疼痛 2 年余。自诉 2 年前无明显诱因出现后背部僵硬疼痛,疼痛范围逐渐弥散至整个背部,有沉重感,疼痛常与天气变化有关,阴雨天及劳累后加重,拍 X 线片示:骨质未见明显异常变化。遂行针灸、热敷等理疗,患者疼痛有所好转,但仍持续存在,查体时发现患者背部肌肉僵硬,脊柱椎体两侧肌肉可触及条索,压痛明显。食纳可,睡眠差,二便调,舌质红、苔薄白,脉弦滑。

诊断:背肌筋膜炎。

治疗:足太阳经筋循行于背部,背阔肌、竖脊肌等为背部活动的核心肌群,其损伤或劳损后,背部肌肉僵硬,足太阳经筋循行线路上可触及阳性结节点。行针刀竖脊肌解结术,每周 1 次,3 次 1 个疗程。术后嘱患者 3 日内施术部位禁止擦洗,适当功能锻炼。经 3 次治疗后,患者背部僵硬疼痛明显改善。

五、腰六刀解结术

1. **适应证**　腰部持续性钝痛,前屈功能受限,放射性下肢痛,长时间站立及行走后加重,休息后缓解;双下肢麻木、酸胀,或萎软无力,或皮肤感觉异常,部分患者伴有间歇性跛行;亦可表现出坐骨神经痛,排尿、排便障碍,会阴及肛周感觉异常等马尾综合征的表现,常见于腰椎间盘疾患。

2. **体位**　俯卧位,充分暴露施术部位。

3. **定点**(图 7-6、图 7-7)

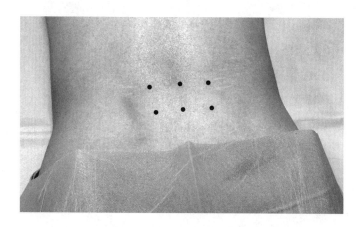

图 7-6　腰六刀解结术定点图

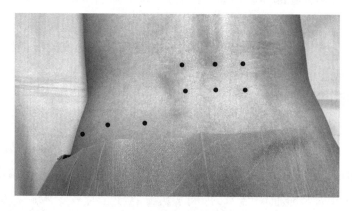

图 7-7　腰六刀联合臀肌解结术定点图

(1)第 4 腰椎棘突下定 1 点,即棘突间点;左右旁开 2cm 处各定 1 点,即关节突关节点。

(2)第 5 腰椎棘突下定 1 点,即棘突间点;左右旁开 2cm 处各定 1 点,即关节突关节点。

4. 针刀操作

(1)棘突间点:刀口线与脊椎纵轴平行,深度 1cm 左右,当刀下有坚韧感,患者诉有酸困感时,即为病变部位,先行疏通剥离 1 ~ 2 刀,刀下有松动感时即可出刀。

(2)关节突关节点:刀口线与脊椎纵轴平行,刀体与关节突关节面垂直,快速刺入皮肤,直达腰椎关节突关节,行疏通剥离 1 ~ 2 刀,刀下有松动感时即可出刀。

5. 典型病案

病例:陈某,男,53 岁。自诉 4 年前因劳累后出现腰部酸困、疼痛,休息后可自行缓解,未予特殊治疗,症状反复发作。3 个月前上述症状加重并出现右下肢疼痛麻木不适,于当地医院行影像学检查示:$L_4 \sim L_5$、$L_5 \sim S_1$ 椎间盘膨出。给予针灸治疗后症状稍缓解。为求进一步明确诊治,遂来我科门诊就诊。症见:腰部酸困疼痛,伴右下肢疼痛麻木,活动后加重,饮食及睡眠可,二便调,舌质淡红,苔薄黄,脉弦数。查体:腰椎 $L_4 \sim L_5$、$L_5 \sim S_1$ 关节处压痛明显,右侧臀大肌与臀中肌交界区域有阳性压痛点,直腿抬高试验(+),双下肢均小于 65°。

诊断:腰椎间盘突出。

治疗:腰六刀解结术联合臀肌解结术。每周 1 次,3 次 1 个疗程。术后嘱患者 3 日内施术部位禁止擦洗。经 3 次治疗后,患者上述症状明显改善。

六、臀肌解结术

1. 适应证　临床以双下肢冰凉、麻木重着,逢寒加重,得温则减,形寒肢冷,皮色不变,关节屈伸不利,活动受限,昼轻夜重;或腰背部、四肢关节及肌肉冷痛;或臀肌痉挛萎缩,伛偻形俯等为主要表现。

2. **体位**　俯卧位,充分暴露施术部位。

3. **定点**(图7-8)

(1)臀大肌在髂骨翼外面后部起点处定1～2点。

(2)臀中肌与臀大肌交汇处,触及明显压痛点或条索定2～3点。

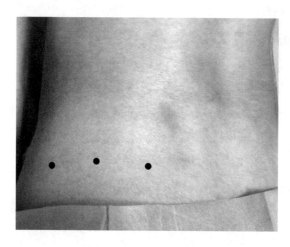

图7-8　臀大肌解结术治疗

4. **针刀操作**　刀口线与臀肌肌纤维平行,针刀体与皮肤垂直,按四步操作规程快速刺入皮肤,经皮肤、皮下组织、臀大肌或臀中肌,直达骨面,行疏通剥离,待刀下有松动感后出针刀。如有硬性结节和条索,纵行切数刀。

5. **典型病案**

梁某,女,49岁。主诉:双下肢冰凉感半年。患者自述半年前受凉后出现双下肢冰凉感,畏寒,双下肢自觉无力,遇寒加重,得温痛减。曾在多家三级医院查腰椎X线片、风湿四项、激素六项,均未见异常,并给予口服药物、物理治疗,症状未见明显改善。现为求进一步治疗,来我科门诊,症见:双下肢冰凉,畏寒,睡眠可,纳食欠佳,小便清长,大便正常,舌淡红、苔白腻,脉沉细。查体:臀肌压痛(+),触及条索。

诊断:臀肌挛缩症。

治疗:臀肌解结术,每周1次,3次为1个疗程。术后嘱患者3日内施术部位禁止擦洗,注意休息,适当功能锻炼。治疗2个疗程后,患者不适症状基本消失,达到临床缓解。

七、胸小肌解结术

1. **适应证** 适用于含胸、圆肩、呼吸困难、胸闷气短等症,或胸小肌痉挛牵拉喙突使肩胛骨向外移位,导致肩胛区疼痛等不适表现。

2. **体位** 仰卧位,充分暴露施术部位。

3. **定点**(图 7-9) 喙突部前内下缘,胸小肌附着处定 1 点。

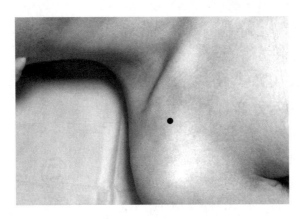

图 7-9 胸小肌解结术定点图

4. **针刀操作** 先用拇指或示指扪清喙突,并将其按住。刀口线与胸小肌肌纤维走行平行,刀体与皮面垂直,从压住喙突的手指边缘刺入皮肤,经皮肤、皮下组织、胸小肌,直达喙突骨面,在喙突内侧缘胸小肌附着区域行疏通剥离 1～2 刀,刀下有松动感后即可出刀。

5. **典型病案**

病例:林某,男,51 岁。主诉:右上肢疼痛 7 月余。患者自诉 7 个月前无明显诱因出现右上肢疼痛,活动受限,疼痛主要在肩关节区域,上举时疼痛加重,当地医院查 X 线片示:肩关节骨质未见明显异常。遂行针灸、热敷等理疗,患者疼痛缓解不明显,后在多家医院就诊,症状未见明显减轻,遂来我科门诊求治。症见:右上肢疼痛,活动受限,食纳、睡眠可,二便调,舌质红,苔薄白,脉弦滑。查体:喙突及 3～5 肋肋软骨胸小肌起止点处压痛阳性。

诊断:胸小肌综合征。

治疗:胸小肌解结术,每周 1 次,3 次 1 个疗程。术后嘱患者 3 日内施术部位禁止擦洗,适当功能锻炼。经 3 次治疗后,患者上述症状明显改善。

八、膝七刀解结术

1. **适应证** 足跟部麻木、疼痛不适,可放射至足小趾、足外侧缘,踝周疼痛,向上可累及小腿后侧、膝关节后部、大腿后侧,臀部麻木无力、拘挛疼痛不用,亦可延及腰骶部,活动受限。

2. **体位** 患者俯卧位,双下肢伸直,充分暴露施术部位。

3. **定点**(图 7-10)

(1)股骨内、外侧髁,腓肠肌内、外侧头附着处各定 1 点。

(2)腘部,胫骨内侧髁稍下方定 1 点。

(3)腓肠肌外侧头与胫骨平台交界处定 1 点。

(4)大收肌结节处定 1 点。

(5)半膜肌在胫骨内侧髁后止点处定 1 点。

(6)膝关节间隙处(内侧副韧带)定 1 点。

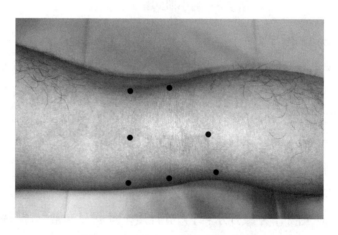

图 7-10 膝七刀解结术定点图

4. **针刀操作**

(1)股骨内、外侧髁点:此两点操作方法一致,即先摸清楚腓肠肌内、外侧头。刀口线与肢体纵轴平行,刀体与皮面垂直,按针刀手术四步操作规程进针刀,加压快速刺入皮肤,缓慢推进,经皮肤、皮下组织,直达骨面,轻提针刀,先纵行切割 2～3 刀,再疏通、剥离。如肌腱十分紧张,则可调转刀口线 90°,切开 2～3 刀后,刀下有松动感时即可出刀。

(2)胫骨内侧髁稍下方点:刀口线与肢体纵轴平行,刀体与皮面垂直,按针刀手术四步操作规程进针刀,加压快速刺入皮肤,缓慢推进,经皮肤、皮下组织,直达骨面,轻提针刀,调转刀口线,使之与腘肌纤维走行方向一致,行疏通剥离 2～3 刀,刀下有松动感时即可出刀。

(3)腓肠肌外侧头与胫骨平台交界点:刀口线与肢体纵轴平行,刀体与皮面垂直,按针刀手术四步操作规程进针刀,加压快速刺入皮肤,缓慢推进,经皮肤、皮下组织、腓肠肌外侧头、腘肌,即达胫骨外髁嵴,轻提针刀,行疏通剥离 2～3 刀,刀下有松动感时即可出刀。

(4)大收肌结节点:刀口线与肢体纵轴平行,刀体与皮面垂直,按针刀手术四步操作规程进针刀,加压快速刺入皮肤,缓慢推进,经皮肤、皮下组织、缝匠肌、股内侧肌、大收肌肌腱,直达股骨骨面,轻提针刀,行疏通剥离 2～3 刀,刀下有松动感时即可出刀。

(5)半膜肌在胫骨内侧髁后止点处:刀口线与肢体纵轴平行,刀体与皮面垂直,按针刀手术四步操作规程进针刀,加压快速刺入皮肤,缓慢推进,经皮肤、皮下组织、小腿筋膜、鹅掌、鹅掌滑液囊,直达胫骨骨面,轻提针刀,行疏通剥离 2～3 刀,刀下有松动感时即可出刀。

(6)膝关节间隙点:刀口线与肢体纵轴平行,刀体与皮面垂直,按针刀手术四步操作规程进针刀,加压快速刺入皮肤,缓慢推进,经皮肤、皮下组织、股内侧肌、内侧副韧带,直达膝关节内侧间隙,轻提针刀,行疏通剥离 2～3 刀,刀下有松动感时即可出刀。

5. **典型病案**

病例:王某,女,67 岁。主诉:双侧膝关节肿痛 10 年,加重 1 年。自诉 10 年前无明显诱因出现双侧膝关节僵硬、肿痛,上下楼梯及活动后疼痛加重,偶有立行时膝关节酸痛打软,与天气变化关系不明显,于当地医院行影像学检查,示双膝关节间隙变窄并有骨赘。予非甾体抗炎药口服后,症状减轻,后病情反复发作。1 年前因劳累后症状加重,经多家医院治疗效果不显,今来我科门诊就诊。症见:双侧膝关节肿痛,活动后疼痛加重,食纳、睡眠可,二便调,舌质红、苔薄白,脉弦滑。查体:双膝关节骨摩擦感、弹响,膝关节后及内侧压痛(+)。

诊断:双侧膝骨关节炎。

治疗:本病的形成跟膝关节的应力平衡破坏有密切关系,针刀治疗该病,主要是针对引起骨质增生症的病因进行治疗,针刀松解可减张减压或消除肌肉、肌腱附着点的异常应力,达到消除症状的目的。拟行膝七刀解结术,每周1次,3次1个疗程,治疗1个疗程。术后嘱患者3日内施术部位禁止擦洗,帮助患者做功能锻炼。经治疗,患者膝关节疼痛明显缓解。

（李伟青　何赛飞　田雪梅）

第八章 足少阴经筋

第一节 概 述

足少阴经筋主要行于人体下肢内侧。其病主要因邪结于筋或经筋受损，导致经筋循行所过之处出现掣引、疼痛、转筋，甚至功能活动受限。经筋理论指导下的针刀治疗技术主要有足少阴踝关节解结术和膝关节解结术。在临床实际操作中，并不局限于上述针刀治疗技术，应以足少阴经筋循行所过之处的筋结点（阳性病灶点）为治疗部位，通过对筋结病灶处切割剥离，以达到理筋散结、疏通气血、改善功能障碍的目的。

第二节 足少阴经筋循行与分布

一、原文及释义

原文：足少阴之筋，起于小指之下，并足太阴之筋，邪走内踝之下，结于踵，与太阳之筋合，而上结于内辅之下，并太阴之筋，而上循阴股，结于阴器，循脊内挟膂，上至项，结于枕骨，与足太阳之筋合（《灵枢·经筋》）（图 8-1）。

释义：足少阴之筋，起于足小趾下边，入足心部，同足太阴经筋斜走内踝下方，结于足跟；与足太阳经筋会合；向上结于胫骨内踝下，同足太阴经筋一起向上行，沿大腿内侧，结于阴部，沿膂（脊旁肌肉）里夹脊，上后项结于枕骨，与足太阳经筋会合。

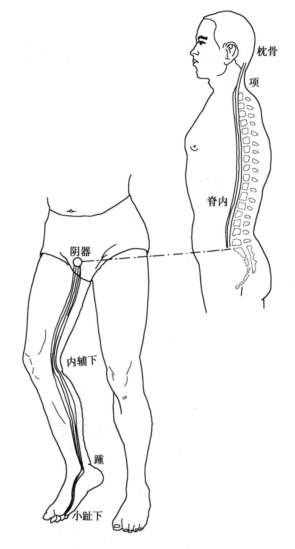

图 8-1　足少阴经筋循行示意图

二、古医家注释

关于足少阴经筋的记载,各著作中描述略有不同,但意义并无差异,《千金要方·肾脏》中将"足少阴之筋"作"其经","起于小指之下"后有"入足心"三字,"并足太阴"作"并太阴","与足太阳筋合"作"与太阳之筋合"。

《类经·经络类》："足少阴之筋……与太阳之筋合而上结于内辅之下（足少阴之筋，起小指下，邪趋足心，又邪趋内侧，上然谷，并足太阴商丘之次，走内踝之下，结于根踵之间，与太阳之筋合，由踵内侧上行，结于内辅骨下阴谷之次）。并太阴之筋，而上循阴股，结于阴器（自内辅并太阴之筋，上循阴股，上横骨，与太阳、厥阴、阳明之筋合，而结于阴器，皆刚筋也）。循脊内……与足太阳之筋合（自阴器内行，由子宫上系肾间，并冲脉循脊两旁，挟膂上至项，与足太阳之筋合，结于枕骨，内属髓海）。"

第三节 相关解剖

一、起于小指之下，并足太阴之筋，邪走内踝之下，结于踵

1. 小趾展肌、趾长屈肌、蹈长屈肌、胫骨后肌　详见"足太阳经筋"篇。

2. 蹈短屈肌、蹈展肌　详见"足太阴经筋"篇。

3. 踝内侧滑液鞘　位于分裂韧带的深面，自前向后分别包绕胫骨后肌腱、趾长屈肌腱和蹈长屈肌腱的周围。胫骨后肌腱鞘，其上端约在内踝上方4cm处，远端止于舟骨附近；趾长屈肌腱鞘，其上端至内踝稍上方，下方达舟骨平面附近；蹈长屈肌腱鞘，其上方至内踝，下方达第1跖骨基底部。

各滑液鞘在踝分裂韧带、上下支持带、踝横韧带等处可因卡压出现筋结病灶点。

4. 胫前动脉　位于腘肌下缘，由腘动脉分出后，即向前穿骨间膜，进入小腿前骨筋膜鞘，紧贴骨间膜前面，伴腓深神经下行。上1/3段位于胫骨前肌和趾长伸肌之间，下2/3段位于胫骨前肌和蹈长伸肌之间。主干下行至伸肌上支持带下缘处，移行为足背动脉。胫前动脉起始部发出胫前返动脉，加入膝关节动脉网；中部发肌支营养小腿前肌群及胫、腓骨；下部在踝关节附近发内、外踝前动脉。与跗内、外侧动脉吻合，参与构成踝关节动脉网。

二、与太阳之筋合,而上结于内辅之下,并太阴之筋,而上循阴股,结于阴器

1. **腓肠肌、比目鱼肌、耻骨肌、缝匠肌、髂股韧带、耻股韧带、髂肌、股骨** 详见"足阳明、足太阳经筋"篇。

2. **股薄肌** 起于耻骨下支前面,止于胫骨粗隆内侧。

主要作用:内收髋关节,屈膝关节;协助内旋小腿。

神经支配:闭孔神经。

耻骨下支、耻骨结节、股薄肌、膝后滑车和鹅掌处常出现筋结病灶点。

3. **耻骨** 构成髋骨前下部,分体和上、下二支。体组成髋臼前下 1/5。与髂骨体的结合处骨面粗糙隆起,称髂耻隆起,由此向前内伸出耻骨上支,其末端急转向下,成为耻骨下支。耻骨上支上面有一条锐嵴,称耻骨梳,向后移行于弓状线,向前终于耻骨结节,是重要的体表标志。耻骨结节到中线的粗钝上缘为耻骨嵴,也可在体表触及,耻骨上、下支相互移行处内侧的椭圆形粗糙面,称耻骨联合面,两侧联合面借软骨相接,构成耻骨联合。耻骨下支伸向后下外,与坐骨支结合,这样,耻骨与坐骨共同围成闭孔。

4. **踝管** 由分裂韧带与跟骨围成。韧带向深面发出纤维隔,将踝管分成四格,由前向后分别通过胫骨后肌腱,趾长屈肌腱,胫后动静脉与胫神经,踇长屈肌腱。踝管是小腿与足底间的通道,当有炎性渗出时,可相互蔓延。各种原因使管内容积变小,将产生一系列卡压症状,因此,也容易出现筋结病灶点。

三、循脊内挟膂上至项,结于枕骨,与足太阳之筋合

1. **多裂肌、半棘肌、最长肌、夹肌、下后锯肌、横突间韧带** 详见"足太阳经筋"篇。

2. **项韧带** 位于枕外隆凸、枕外嵴、寰椎后结节及第 2～7 颈椎棘突之间的三角形弹性纤维膜。后缘游离而肥厚,有肌肉附着。因颈部活动多而容易损伤,当项韧带有钙化时,常出现筋结病灶点。

3. 棘上韧带　是连结胸、腰、骶椎各棘突尖之间的纵行细长韧带,前方与棘间韧带相融合,有限制脊柱前屈的作用。因劳损,胸腰椎棘突常出现筋结病灶点。

4. 前纵韧带　细长而坚韧,位于椎管的前壁。起自第 2 颈椎,向上方移行于覆膜;向下沿各椎体的后面至骶管,与骶尾后深韧带相移行,韧带的宽窄与厚薄各部不同,颈椎、上部胸椎及椎间盘的部分较宽;而下部胸椎、腰椎和各椎体的部分则较窄。其浅层纤维可跨越 3 ～ 4 个椎体;而深层者只连结相邻的两个椎体之间。它与椎体的上下缘之间紧密相连,与椎体则连结较松,之间有椎体的静脉经过。

第四节　足少阴经筋主病及临床表现

一、原文及释义

原文:其病足下转筋,及所过而结者皆痛及转筋。病在此者,主痫瘛及痉,在外者不能俯,在内者不能仰。故阳病者腰反折,不能俯;阴病者,不能仰(《灵枢·经筋》)。

释义:其病症可见足下转筋,所经过和结聚的部位都有疼痛和转筋的症候。病在足少阴经筋,主要有痫证、抽搐和项背反张等症,病在背侧者不能前俯,在胸腹侧者不能后仰。背为阳,腹为阴,阳筋病,项背部筋急,而腰向后反折,身体不能前俯;阴筋病,腹部筋急,而身体不能后仰。

二、临床表现

1. 足少阴经筋起自小趾之下,布于足底,再斜行内踝下,绕向后侧,结于跟,上踝后,前侧会合于足太阴经筋,后侧会合于足太阳经筋,上行结于膝内侧缘。其病损后可出现跖趾关节、跖筋膜、足跟、内踝、膝内侧疼痛;足跖部冷痛、麻木、发凉、感觉障碍,甚者可有皮肤变薄、皲裂、趾甲粗厚等表现。

2. 足少阴经筋还循大腿内侧后缘,上抵于耻骨下支周围,结于阴器。其病损后可出现股内侧、大腿根部疼痛,下肢外展、下蹲功能受限;也可出现肛门异样感、会阴麻木或刺痛,骶尾部抽搐不适,性功能障碍等。

3. 足少阴经筋沿脊旁肌肉上行至后项,结于枕骨,与足太阳经筋会合。其病损后可出现腰脊酸痛,腹痛、腹泻,尿频,性功能障碍,月经不调;也可出现头枕部疼痛、头晕、失眠、健忘、记忆力减退、恶心、呕吐等症状。

第五节　针刀治疗

一、足少阴踝关节解结术

足少阴经筋,起于足小趾下,同足太阴经筋斜走内踝下方,结于足跟,而足厥阴经筋上行结聚于内踝之前,此三条经筋在踝关节处的循行基本一致,故足少阴踝关节解结术常与足太阴踝关节解结术、足厥阴踝关节解结术三者联合应用,称之为足三阴踝关节解结术。

1. 适应证　踝关节局部肿胀、疼痛,甚至功能受限;或小腿、膝关节内侧缘,及髋关节前内侧等经筋循行所过之处出现酸胀疼痛等症状。

2. 体位　患者俯卧位,双下肢伸直,充分暴露施术部位。

3. 具体定位及操作　详见足太阴经筋"足三阴踝关节解结术"。

二、足少阴膝关节解结术

1. 适应证　膝内侧疼痛。

2. 体位　患者俯卧位,双下肢伸直,充分暴露施术部位。

3. 定点

(1)股薄肌于股骨内髁的止端处定1点。

(2)在股骨内髁的后缘,半腱肌、半膜肌止点的前缘凹陷处定1点。

(3)膝内侧支持带中点,膝关节间隙定1点。

4. **针刀操作**　刀口线与肌纤维走行一致,刀体与皮肤垂直,按针刀手术四步操作规程进针刀,加压快速刺入皮肤,缓慢推进,经皮肤、皮下组织、筋膜、缝匠肌、股薄肌、半腱肌等组织,直达股骨或关节间隙,在筋结点纵行疏通、横向剥离2～3下,刀下有松动感后出针刀。

(李伟青　乔龙辉　田雪梅)

第九章 手厥阴经筋

第一节 概　述

手厥阴经筋主要循行于上肢内侧中部,从手走胸,其病主要因邪结于筋或经筋受损,导致经筋循行所过之处出现筋结,临床表现为转筋及胸痛、息贲。经筋理论指导下的针刀治疗技术主要有手厥阴腕关节解结术、尺骨冠突解结术、前锯肌解结术。在临床实际操作中,并不局限于上述针刀治疗技术,应以手厥阴经筋循行所过之处的筋结点(阳性病灶点)为治疗部位,通过对筋结病灶处切割剥离,以达到理筋散结、疏通气血、改善功能障碍的目的。

第二节 手厥阴经筋循行与分布

一、原文及释义

原文:手心主之筋,起于中指,与太阴之筋并行,结于肘内廉,上臂阴,结腋下,下散前后挟胁;其支者,入腋,散胸中,结于臂(《灵枢·经筋》)(图9-1)。

释义:手厥阴心包之经筋,起于手中指端,与手太阴经筋并行,结聚于肘内侧,上行经过臂内侧,结聚于腋下,从腋下前后布散,夹两胁分布;分支入于腋下,散布于胸中,结聚于膈部。

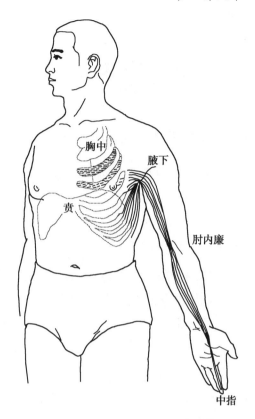

图9-1 手厥阴经筋循行示意图

二、古医家注释

《针灸甲乙经·经筋》：基本同《灵枢》。明抄本"结于臂"作"结于贲"。

《黄帝内经太素·经筋》：基本同《灵枢》，"挟胁"作"侠胁"，"入腋"作"入腋下"，"结于臂"作"结于贲"。杨上善注："结于膈也"。

《类经·疾病类》："手心主之筋……结于肘内廉（中指端，中冲之次也。循指入掌中，至掌后大陵之次，并手太阴之筋，上结于肘内廉曲泽之次）。上臂阴……下散前后挟胁（上臂阴，天泉之次。由曲腋间并太阴之筋结于腋下，当天池之次下行，前后布散挟胁，联于手太阴、足少阳之筋。此经自掌至腋，皆刚筋也）。其支者……结于臂（此支者，自天池之分，入腋内，散于胸中。臂当作贲，盖此支并太阴之筋入散胸中，故同结于贲也）。"

第三节　相关解剖

一、起于中指,与太阴之筋并行,结于肘内廉

1. **第二蚓状肌**　手部的内在浅表肌肉。起于指深屈肌腱的桡侧,止于第3指近节指骨背面及指骨腱膜。

主要作用:屈掌指关节和伸指骨间关节。

神经支配:正中神经、尺神经深支。

2. **拇内收肌**　手部浅表肌肉。有两个头,斜头起于头状骨和腕横韧带;横头起于第3掌骨前面,止于拇指近节指骨底。

主要作用:拇指内收、屈曲。

神经支配:尺神经。

3. **旋前圆肌**　前臂前室的浅层肌肉之一。起于肱骨内上髁、前臂筋膜,止点在于桡骨中部外、后面。

主要作用:屈肘及前臂旋前。

神经支配:正中神经。

筋结点主要分布于肱骨内上髁。

4. **掌腱膜**　由中部、外部和内部组成,覆盖了掌浅弓、屈肌肌腱,以及正中神经和尺神经分支。呈三角形,并且较厚的中间部分位于手掌中部。其尖端附着于腕横韧带,基部在每个手指分支为一条,附着于屈肌肌腱的纤维腱鞘。突起的分支附着到掌骨横韧带,横向的纤维束将这些分开的突起合并到一起。

其余解剖结构详见前述。

二、上臂阴,结腋下,下散前后挟胁;其支者,入腋,散胸中,结于臂。

相关解剖结构详见前述。

第四节　手厥阴经筋主病及临床表现

一、原文及释义

原文:其病当所过者,支转筋,前及胸痛息贲(《灵枢·经筋》)。

释义:手厥阴经筋之病,可见其所循行、结聚部位掣引、转筋,以及胸痛、息贲病。

二、临床表现

1. 起于中指,与太阴之筋并行,结于肘内廉。其病损后可出现腕掌侧、前臂掌侧、肘关节内侧、肘前疼痛,前臂屈肌收缩及屈腕时加重,甚者可向肩部放射,拇指对掌及握拳功能受限,可出现"猿手"畸形,拇指、示指和中指掌侧及环指桡侧麻刺、蚁行感,可伴有屈肌肌力减弱或大鱼际肌无力及萎缩。

2. 上臂阴,结腋下,下散前后挟胁。其病损后可出现上臂内侧疼痛,腋窝肿胀、疼痛,肩前疼痛,上肢外展、后伸时加重,下胸部肋软骨处疼痛。

3. 其支者,入腋,散胸中,结于臂。其病损后可出现胸痛、胸闷、心前区闷痛、呼吸不畅、咳喘等症;也可见胸闷痛向上肢指腕部放射,甚者伴麻木、肌萎缩等症状。

第五节　针刀治疗

一、手厥阴腕关节解结术

1. **适应证**　常用于正中神经卡压的治疗,临床主要表现为腕掌侧疼痛,屈腕时加重,甚者可向肘肩放射,拇指对掌及握拳功能受限,可出现"猿手"畸形。

2. 体位　坐位或仰卧位,手掌朝上,充分暴露治疗区域。

3. 定点(图 9-2)

(1)在腕掌横纹上,掌长肌腱桡侧、尺侧各定 1 点,其深面为指浅屈肌、指深屈肌、桡腕掌侧韧带。

(2)腕掌横纹远端 1 ～ 1.5cm,腕横韧带(屈肌支持带)在尺侧钩骨钩附着处定 1 点。

(3)腕掌横纹远端 1 ～ 1.5cm,腕横韧带(屈肌支持带)在桡侧手舟骨附着处定 1 点。

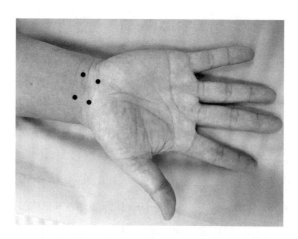

图 9-2　手厥阴腕关节解结术定点图

4. 针刀操作

(1)掌长肌腱处:刀口线与肌腱、神经、血管走行一致,垂直腕平面,按针刀手术四步操作规程进针刀,加压快速刺入皮肤,缓慢推进,经皮肤、皮下组织、指浅屈肌,深度以刀下有坚韧突破感为宜,在纵轴方向上可稍移动刀体,对掌长肌腱和桡腕掌侧韧带纵行切割,刀下有松动感时出针刀。

(2)腕横韧带附着处:刀口线与韧带走行一致,垂直腕平面,按针刀手术四步操作规程进针刀,加压快速刺入皮肤,缓慢推进,经皮肤、皮下组织,刀下有坚韧感时,即到达腕横韧带,切割 2 ～ 3 下,刀下有松动感后出针刀。

5. 典型病案

病例:李某,男,49 岁,教师。自诉 7 个月前无明显诱因出现左手拇指、示指、中指掌侧及环指桡侧麻木,未予重视,自购外用药物治疗,症状未见减轻;后到当地医院就诊,行颈椎 X 线片、头颅 CT 均未见明显异常,给予针灸及口服药物治疗,症状略减轻。又至多家医院检查治疗,效果不显。1 周前麻木症状加重,并伴有 4 指疼痛无力,遂就诊于我科。行 X 线片示:左手骨质未见明显异常改变。刻下症见:左拇指、示指、中指掌侧及环指桡侧缘麻木疼痛,夜间加重,晨起活动后缓解,手指无力,指端感觉降低。食纳可,夜寐差,小便正常,大便稍干。舌红,苔薄白,脉数有力。查体:左手大鱼际肌肉轻度萎缩,Tinel 征(+)、Phalen 试验(+)。

诊断:腕管综合征。

治疗:此患者为典型的正中神经在腕管内受卡压而表现出的症状。手厥阴经筋起于中指,与太阴之筋并行结聚于腕掌侧、前臂掌侧。腕掌侧远端横纹与掌长肌腱、腕横韧带交汇处是治疗正中神经卡压的核心部位,故行手厥阴腕关节解结术,每周 1 次,3 次一个疗程。术后嘱患者 3 日内施术部位禁止擦洗,适当功能锻炼。经 3 次治疗后,患者症状基本消失。

二、尺骨冠突解结术

1. 适应证　肘关节内侧疼痛,前臂掌侧或肘前疼痛;肘关节囊、桡骨环状韧带、尺侧副韧带前部受损等;肘部正中神经卡压,手握力下降,前臂放散性疼痛;或屈肘,前臂被动旋后时疼痛加剧,夜甚昼轻;或者屈肌肌力减弱。

2. 体位　坐位或者仰卧位,充分暴露治疗区域。

3. 定点(图 9-3)　肘部正中神经与前臂内侧皮神经之间,肱肌在尺骨冠突附着处定 1 点,以松解肱肌。此处深层为正中神经、前臂内侧皮神经、尺动脉等重要结构,治疗时应做好加压分离。

4. 针刀操作　刀口线与肌腱、肌纤维、神经走行一致,按针刀手术四步操作规程进针刀,加压分离,快速刺入皮肤,避免伤及正中神经,缓慢推进,经皮肤、皮下组织,直达尺骨冠突骨面,行纵行疏通,横行剥离,刀下有松动感时出针刀。

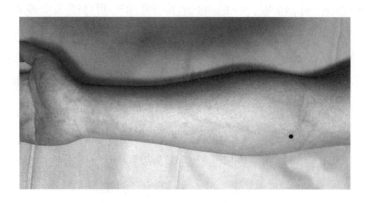

图 9-3　尺骨冠突解结术定点图

5. 典型病案

病例：患者，女，50岁，工人。主诉：前臂疼痛9月余，加重伴麻木6个月。自诉9个月前劳累后出现前臂近端疼痛，以旋前圆肌区疼痛为主，抗阻力旋前时疼痛加重，患者未予重视，自服止痛药及外用药物治疗，症状时轻时重，到当地医院就诊，查颈椎、肩关节X线片等未见异常，给予针灸、推拿及物理治疗，症状减轻。6个月前再一次因劳累后上述症状加重，伴有手掌桡侧和桡侧3个半手指麻木，但感觉减退比较轻，反复旋前时感觉减退加重，拇、示指捏力减弱，遂就诊于我科门诊。查体：旋前圆肌激发试验(+)；指浅屈肌腱弓激发试验(+)。

诊断：旋前圆肌综合征。

治疗：患者前臂近端疼痛，以旋前圆肌区疼痛为主，抗阻力旋前时疼痛加重，考虑为旋前圆肌劳损所致。手厥阴经筋循行结聚于前臂尺侧，松解肱肌在尺骨冠突附着处有助于减轻旋前圆肌紧张度及改善关节功能，故行针刀尺骨冠突松解术，1周治疗1次，共治疗3次。治疗结束后患者疼痛症状明显缓解，前臂旋前功能如常。

三、前锯肌解结术

1. 适应证　上臂内侧疼痛，腋窝肿胀、疼痛，肩前疼痛，下胸部肋软骨处疼痛；胸痛、心前区闷痛、胸闷、呼吸不畅、逆气喘咳、胸胁胀满；乳房胀痛，触之有结节。

2. **体位** 取仰卧位或健侧卧位，上臂放于头部，充分暴露施术部位。

3. **定点**（图 9-4） 第 1～8 肋骨外侧缘，前锯肌起点处定 4～6 点。所有定位以触及筋结点为依据。

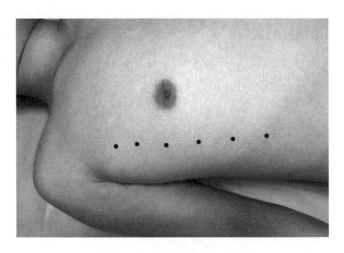

图 9-4 前锯肌解结术定点图

4. **针刀操作** 刀口线与肌纤维走行一致，按针刀手术四步操作规程进针刀，加压快速刺入皮肤，缓慢推进，经皮肤、皮下组织、浅筋膜，直达肋骨骨面，行纵行疏通，横行剥离，充分松解筋结点，刀下有松动感时出针刀。

5. **典型病案**

案例：患者，女，29 岁，教师，已婚、未育，主诉：经行乳房胀痛 3 年，加重 2 个月。患者平素性情急躁易怒，3 年前出现右侧乳房胀痛，于经前期、经期及情绪不舒时尤为明显，不可触碰，症状反复发作，右侧乳房内可触及多个大小不等结节，质软，边界清，推之可移，经后疼痛可自行缓解，肿块缩小。于外院诊断为"乳腺增生"，予中药汤剂口服，症状缓解。2 个月前与人争吵后，上述症状再次发作，继服中药等治疗，效果不佳。遂就诊于我科。刻下症见：患者右侧乳房胀痛，伴有腋下疼痛，右上肢上举不利，胸胁胀满不舒,月经不调,经量少。查:触诊右侧乳房外上及外下方有不规则结节2～3个,直径约2cm,触碰疼痛,质不硬,表面光滑,推之可移,与皮肤无粘连;第1～8肋外缘前处可触及明显条索、硬结,压痛明显。腋下淋巴结未触及肿大,舌尖红,脉弦。乳腺彩超扫描示:右侧乳房可见低回声分布区。

诊断:乳腺增生。

治疗:查体时上臂肌群未见明显异常,在1～8肋外缘前锯肌起点处触及明显条索、硬结,压痛明显,考虑为前锯肌劳损所致,故行针刀前锯肌解结术,1周治疗1次。治疗2次后患者诉乳房胀痛明显减轻,结节缩小,在治疗过程中联合手少阴胸部解结术,又经3次治疗,患者胸胁胀痛明显消失。

(李伟青　刘佩瑶　范志刚)

第十章　手少阳经筋

第一节　概　　述

手少阳经筋主要循行于人体上肢外侧中缘。其病主要因邪结于筋或经筋受损，导致经筋循行所过之处出现掣引、疼痛、转筋，甚至功能活动受限。经筋理论指导下的针刀治疗技术主要有阳池解结术、三角肌解结术、斜方肌锁骨解结术、茎突解结术。在临床实际操作中，并不局限于上述针刀治疗技术，应以手少阳经筋循行所过之处的筋结点（阳性病灶点）为治疗部位，通过对筋结病灶处切割剥离，以达到理筋散结、疏通气血、改善功能障碍的目的。

第二节　手少阳经筋循行与分布

一、原文及释义

原文：手少阳之筋，起于小指次指之端，结于腕，中循臂，结于肘，上绕臑外廉，上肩走颈，合手太阳；其支者，当曲颊入系舌本；其支者，上曲牙，循耳前，属目外眦，上乘颔，结于角（《灵枢·经筋》）（图 10-1）。

释义：手少阳经筋起于无名指指端，结于腕背，沿臂上行后结于肘尖部位，又经上臂外侧上行，经肩、颈，与手太阳的经筋相合；其分支从下颌角部进入，沿耳前，属目外眦，上过额，结于头角。

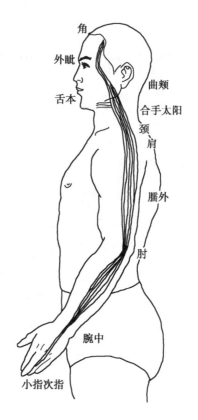

图 10-1　手少阳经筋循行示意图

二、古医家注释

《针灸甲乙经·经筋》,基本同《灵枢》。"中循"作"上循","当"作"上当","入系"作"入系于"。

《黄帝内经太素·经筋》,基本同《灵枢》。"中循臂"作"上循臂","上曲牙"作"上曲耳"。杨上善注:"曲颊,在颊曲骨端。足少阳筋循颈向曲颊后,当曲颊入系舌本,谓当风府下,舌根后,故风府一名舌本也。"

《医学纲目·筋》:"手少阳之筋,起于小指次指之端,结于腕,上循臂,结于肘,上绕臑外廉,上肩,走颈,合手太阳。"

《类经·经络类》:"手少阳之筋,起于小指次指之端,结于腕中,循臂结于肘……合手太阳(小指次指之端,无名指关冲之次也。上结于手腕之阳池,循臂外关、支沟之次,出臂上两骨间结于肘,自肘上臑外廉,由臑会行太阳之里、阳明之外,上肩髎,走颈中天牖之分,与手太阳之筋合,此皆刚筋也)。其支者……入系舌本(其支者,自颈中当曲颊下入系舌本,与足太阳之筋合)。其支者……结于角(又支者,自颊行曲牙,会足阳明之筋,循耳前上行,与手太阳、足太阳之筋屈曲交缩,而会于耳上之角孙,乃属目外眦而复会于瞳子髎之次。额当作颔,盖此筋自耳前行外眦,与三阳交会,上出两额之左右,以结于额之上角也)。"

《灵枢集注·经筋》,原文基本同《灵枢》。"中循臂"作"上循臂"。张志聪注:"手少阳之筋,起于小指次指端之关冲,循腕臂肘而上肩颈,当曲颊处,入系舌本。其支者,上曲牙,循耳前,属目外眦,复上乘额,结于额角。其病当所过之处,即支分而转筋舌卷。"

第三节　相关解剖

一、起于小指次指之端,结于腕,中循臂,结于肘

1. 肘肌　位于肘关节之下,与尺侧腕伸肌相邻,为肱三头肌的延续,起于肱骨外上髁后方,止于尺骨后侧鹰嘴部。

主要作用:协助伸肘。

神经支配:桡神经。

肘肌在尺骨后侧鹰嘴部与前臂筋膜交叉点常出现筋结病灶点。

2. 正中神经　臂丛内侧束的内侧根和臂丛外侧束的外侧根在桡动脉前方汇合为正中神经主干,后先于肱动脉的外侧下行,至喙肱肌止点处,斜越动脉浅面或深面转至动脉内侧,继而伴随同名血管起降至肘窝。经肘窝向下至前臂,穿旋前圆肌和指浅屈肌腱弓在前臂正中下行,于指浅、深屈肌之间到达腕部。在腕部,正中神经于桡侧腕屈肌腱和掌长肌腱之间穿经腕管,在掌腱膜深面分支分布于手掌。

3. 贵要静脉　起自手背静脉网的尺侧,沿前臂尺侧上行,至肘部转至前面,在肘窝处接受肘正中静脉,再经肱二头肌内侧沟行至臂中点高度,

穿深筋膜注入肱静脉,或伴肱静脉上行,注入腋静脉。贵要静脉收集手和前臂尺侧浅层结构的静脉血。

4. **掌指关节囊** 位于掌指关节间隙,由结缔组织构成。附着于关节面缘及其相邻的骨面上,并与骨膜融合,分内、外两层。掌指关节囊被长期摩擦挤压时,可引起滑囊损伤而出现筋结病灶点。

5. **桡腕背侧韧带** 位于腕关节囊背面,连结桡骨下端后缘和舟骨、月骨、三角骨背面的韧带,最终移行于腕骨间背侧韧带。

其余解剖结构详见前述。

二、上绕臑外廉,上肩走颈,合手太阳

1. **肩胛提肌** 起于上位颈椎横突,止于肩胛骨内侧角。

主要作用:上提肩胛骨。

支配神经:肩胛背神经。

2. **斜角肌** 分前中后三部分。

(1)前斜角肌:位于胸锁乳突肌深面,起自3～6颈椎横突前结节,肌纤维向外下,止于第1肋骨上面的斜角肌结节。

主要作用:一侧收缩使颈侧屈、旋转,两侧收缩使颈前屈,上提第1、2肋助吸气。

支配神经:颈神经前支。

(2)中斜角肌:位于前斜角肌后方,起自2～7颈椎横突后结节,肌纤维向外下,止于第1肋骨上面,锁骨下动脉沟以后部分。

主要作用:一侧收缩使颈侧屈、旋转,两侧收缩使颈前屈,上提第1、2肋助吸气。

支配神经:颈神经前支。

(3)后斜角肌:位于中斜角肌后方,可认为是其一部分,起自5～7颈椎横突后结节,肌纤维向外下,止于第2肋外侧面中部粗隆。

主要作用:一侧收缩使颈侧屈、旋转,两侧收缩使颈前屈,上提第1、2肋助吸气。

支配神经:颈神经前支。

在第 1 肋斜角肌附着点处常出现筋结病灶点。

3. **前臂外侧皮神经**　发自臂丛外侧束,向外下方走行斜穿喙肱肌,后于肱二头肌与肱肌之间下行,在肘关节稍下方,部分纤维从肱二头肌下端外侧穿出深筋膜,分布于前臂外侧份的皮肤。肱骨上中段骨折时可导致该神经损伤,表现为屈肘无力及前臂外侧部皮肤感觉减弱。

4. **臂丛神经**　由颈 5 ～ 8 和胸 1 神经的前支组成。臂丛的 5 个神经根在斜角肌间隙中通过。第 5、6 颈神经合成上干,第 7 颈神经单独成为中干,第 8 颈神经与胸 1 神经合成下干。此三干向外下方在锁骨后侧经过,各干又分成前后股,再组合成外侧束、内侧束、后束,分别支配上肢各部的感觉和肌肉运动。

5. **肱动脉**　与正中神经伴行,沿肱二头肌内侧至肘窝,在平桡骨颈高度分为桡动脉和尺动脉。肱动脉位置表浅,可在肱二头肌内侧沟处触及其搏动。肱动脉最重要的分支是肱深动脉。肱深动脉斜向后外方走行,伴桡神经沿桡神经沟下行,分支营养三头肌和肱骨,其终支参与肘关节网的组成。肱动脉还发出尺侧上副动脉、尺侧下副动脉、肱骨滋养动脉和肌支,营养臂肌和肱骨。

6. **肱静脉**　是肱动脉的伴行静脉。有两支,两静脉间有多数横支相互吻合,并接受肱动脉分支的伴行静脉。

7. **头静脉**　起自手背静脉网的桡侧,沿前臂下部桡侧、前臂上部和肘部前面以及肱二头肌外侧沟上行,再经三角肌与胸大肌间沟行至锁骨下窝,穿深筋膜注入腋静脉或锁骨下静脉。头静脉在肘窝处通过肘正中静脉与贵要静脉交通。头静脉收集手和前臂桡侧浅层结构的静脉血。

其余解剖结构详见前述。

三、其支者,当曲颊入系舌本;其支者,上曲牙,循耳前,属目外眦,上乘颔,结于角

1. **耳后神经**　是面神经分出的小支,靠耳根后面,弯向上行,分布于耳郭后面、耳后肌及耳上肌的一部分。

2. **耳大神经**　出自颈第 2、3 神经,绕胸锁乳突肌后缘走向耳,分布

于耳郭后面、耳下及腮腺皮肤。

3. **耳颞神经** 由三叉神经的下颌支从颞下窝分出,在腮腺上端穿至面部,紧靠耳郭前方上行,分布于耳郭上部、外耳道、鼓膜前部、颞区和头侧部皮肤。

4. **耳后动脉** 起自颈外动脉后壁,发出部位大都低于或平乳突尖。分支有耳后支和枕支,分布于耳后的肌和皮肤,以及颅顶枕部。

5. **颞下颌关节囊** 颞下颌关节囊的上前方附着于关节结节顶部的前方;上后方附着于鼓鳞裂;前内方与翼外肌上头融合;外侧附着于颧弓、关节窝的边缘和关节后结节;内侧止于蝶骨嵴;下方止于髁突颈部。除内、外侧直接附着于髁突以外,关节盘四周均与关节囊相连,因此将颞下颌关节间隙分为两个互不相通的上、下腔,上腔大而下腔小。

6. **茎突舌骨韧带** 为连于颞骨茎突尖端和舌骨小角之间的纤维索。

7. **茎突下颌韧带** 由颈深筋膜增厚而成,起于颞骨茎突尖部,止于下颌角和下颌支的后缘。

其余解剖结构详见前述。

第四节 手少阳经筋主病及临床表现

一、原文及释义

原文:其病当所过者,即支转筋,舌卷(《灵枢·经筋》)。

释义:手少阳经筋主病,可见经筋循行部位僵滞不适,转筋掣引,舌卷缩。

二、临床表现

1. 起于小指次指之端,结于腕,中循臂,结于肘。其病损后主要表现为指腕背侧疼痛,腕无力,腕功能障碍,前臂背侧疼痛,旋后时加重,肘关节痛。疼痛可向肩背部放散,肩胛区疼痛。肘臂疼痛,亦可向腕指放散。

2. 上绕臑外廉,上肩走颈,合手太阳。其病损后主要表现为肩臂外侧疼痛、肩外展时加重。重者可出现肱三头肌、三角肌、冈上肌萎缩,可见平肩及冈上窝萎陷,甚者可伴有肩背部酸胀、疼痛、沉重、疲劳感,失眠,心烦,颈项疼痛,头痛等。

3. 其支者,当曲颊入系舌本;其支者,上曲牙,循耳前,属目外眦,上乘颔,结于角。其病损后主要表现为舌体疼痛、运转不灵,吐字不清,咽部异物感,恶心、呕吐,面颊痛、牙痛,耳鸣耳聋、重听,视物模糊,偏头痛等。

第五节　针刀治疗

一、阳池解结术

阳池解结术为手三阳关解结术的重要组成部分,定位为腕背横纹中,指总伸肌在第四掌骨底背侧面形成的筋结点处,其下方为腕背侧韧带。主要用于腕关节疼痛的治疗,对于手少阳经筋损伤所致的肘关节、肩关节及头面五官疾患均有独特疗效。除此之外,也可治疗阳虚怕冷型痹病,如类风湿关节炎、产后风等。主要通过解筋结、疏通手三阳经筋阳气以达到通络止痛之功效,其具体定位及操作详见手阳明经筋"手三阳关解结术"。

二、三角肌解结术

1. 适应证　肩关节外展、前屈、旋内、后伸、旋外等功能受限。

2. 体位　端坐位、俯卧位或侧卧位。

3. 定点　三角肌在肩峰下缘、冈下缘定 1～2 点,肌腹处定 1～2 点,三角肌粗隆处定 1～2 点(图 10-2)。

4. 操作

(1)肩峰下缘、冈下缘点:刀口线与三角肌肌纤维走行一致,刀体与皮面垂直,按针刀手术四步操作规程进针刀,加压快速刺入皮肤,缓慢推进,经皮肤、皮下组织、筋膜、三角肌,直达肩胛骨骨面,提起刀锋,沿骨面行切割疏通 2～3 刀,刀下有松动感后出针刀。

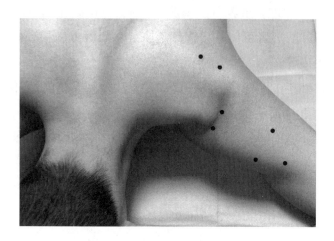

图 10-2　三角肌解结术定点图

(2)肌腹处点:刀口线与三角肌肌纤维走行一致,刀体与皮面垂直,按针刀手术四步操作规程进针刀,加压快速刺入皮肤,缓慢推进,经皮肤、皮下组织,刀下有坚韧感时,即达三角肌筋膜,纵行切割 2～3 下,手下有"嘣嘣"突破感即可,行适度横行推剥,刀下有松动感后出针刀。

(3)三角肌粗隆点:刀口线与三角肌肌纤维走行一致,刀体与皮面垂直,按针刀手术四步操作规程进针刀,加压快速刺入皮肤,缓慢推进,经皮肤、皮下组织、筋膜、三角肌,直达肱骨骨面,提起刀锋,纵行疏通剥离 2～3 刀,刀下有松动感后出针刀。

5. 典型病案

病例:患者,女,58 岁,农民。自诉 2 个月前无明显诱因出现左侧肩关节疼痛,疼痛以夜间、受寒及阴雨天为甚,左肩关节上举、旋后活动受限,穿衣活动困难。间断行膏药外贴治疗,近 15 天感上述症状加重。食纳可,二便调,舌质红,苔薄白腻,脉沉弦。

诊断:肩周炎。

治疗:查患者肩峰下缘,三角肌粗隆、肌腹处触及条索及压痛。手少阳经筋循行结聚上臂肩关节外侧,三角肌为肩关节上举的核心肌群,患者上举及后伸肩关节时,三角肌被动牵拉出现手少阳经筋循行线路上的疼痛,故行针刀三角肌解结术,每周 1 次,3 次 1 个疗程。术后嘱患者 3 日内施术部位禁止擦洗,适当功能锻炼。经 3 次治疗后,患者上述症状明显改善。

三、斜方肌锁骨解结术

1. **适应证**　主要用于斜方肌上部肌纤维损伤后,出现锁骨上缘酸困、疼痛及抬肩困难等症。

2. **体位**　仰卧位。

3. **定点**(图 10-3)　斜方肌在锁骨中外 1/3 附着点处定 1 ~ 3 点,主要松解斜方肌在锁骨上缘的附着点。

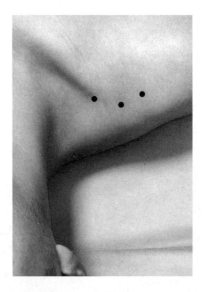

图 10-3　斜方肌锁骨解结术定点图

4. **针刀操作**　刀口线与斜方肌肌纤维走行一致,刀体与皮面垂直,按针刀手术四步操作规程进针刀,加压快速刺入皮肤,缓慢推进,经皮肤、皮下组织、斜方肌,直达锁骨骨面,提起刀锋,沿骨面行切割疏通 2 ~ 3 刀,刀下有松动感后出针刀。

5. **典型病案**

病例:赵某,女,38 岁。主诉:右肩前疼痛 2 个月,加重伴活动受限 1 个月。患者自诉 2 个月前因过度锻炼后出现右侧肩前疼痛,未予重视,自行贴用膏药治疗,症状逐渐加重。到当地医院,查颈椎正侧位片未见异常,予行针灸治疗10日无效,在诊所行局部封闭治疗,症状减轻。近1个月来,症状明显加重,肩部活动受限,遂至我院门诊就诊。症见:肩部活动受限,右侧肩前疼痛,提肩或内收疼痛明显,食纳可,睡眠可,二便调,舌暗红苔薄白,脉弦。查:锁骨中外1/3、颈项部、右侧后枕区压痛(+)。

诊断:斜方肌劳损。

治疗:斜方肌锁骨解结术,每周1次,3次1个疗程。术后嘱患者3日内施术部位禁止擦洗,适当功能锻炼。经5次治疗后,上述症状基本消失。

四、茎突解结术

1. **适应证**　由于茎突过长或其形态异常刺激邻近血管引起的咽部异物感、咽痛或反射性耳痛,以及舌卷不能伸,舌体短缩,言语不利等症。

2. **体位**　俯卧位或侧卧位。

3. **定点**　乳突与下颌角连线的中点,即颞骨茎突处定1点;主要松解茎突舌骨肌在此处的附着点(图10-4)。

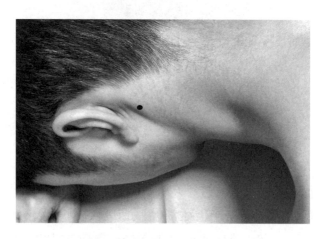

图 10-4　茎突解结术定点图

4. **操作**　刀口线与纵轴平行,针刀体与皮肤垂直刺入,按针刀手术四步操作规程进针刀,加压快速刺入皮肤,缓慢推进,经皮肤、皮下组织,直达茎突骨面,轻提刀锋,切割2~3刀,即可出针刀。操作时注意针刀需先达骨面,方可进行切割松解。

5. 典型病案

案例:患者,男,45 岁,农民。主诉:耳痛,舌短缩,言语不利 3 个月。自诉 3 个月前务农后,突然出现耳后疼痛,无肿胀,未予重视,未行任何治疗,几日后症状渐加重,并出现舌不能伸,舌体短缩,言语不利,进食困难。到当地医院就诊,查头颅 CT 及颈椎 MRI 均未见异常,予口服药物、物理治疗效果不显,曾在三甲医院五官科检查,均无明显异常,经神经阻滞、穴位注射治疗,仍未见明显改善。为求进一步治疗来我院门诊就诊,症见:耳后疼痛,舌不能伸,舌体短缩,言语不利,进食困难,纳寐差,大便稀,小便调,舌下脉络鲜红,脉濡数。查体:耳后压痛明显,伸拉舌困难。行颈椎侧位张口位片:未见异常。

诊断:茎突综合征。

治疗:茎突解结术,每周 1 次,5 次 1 个疗程。术后嘱患者 3 日内施术部位禁止擦洗,适当功能锻炼。经 5 次治疗后,患者症状大为改善。

(李伟青 王煜瑄 王海东)

第十一章 足少阳经筋

第一节 概 述

足少阳经筋主要循行于人体侧面。其病主要因邪结于筋或经筋受损，导致经筋循行所过之处出现掣引、疼痛、转筋，甚至功能活动受限。经筋理论指导下的针刀治疗技术主要有足少阳乳突松解术、骶结节韧带臀大肌解结术、足少阳膝外侧韧带解结术、足少阳踝关节解结术、足少阳经筋腹肌解结术。在临床实际操作中，并不局限于上述针刀治疗技术，应以足少阳经筋循行所过之处的筋结点（阳性病灶点）为治疗部位，通过对筋结病灶处切割剥离，以达到理筋散结、疏通气血、改善功能障碍的目的。

第二节 足少阳经筋循行与分布

一、原文及释义

原文：足少阳之筋，起于小指次指，上结外踝；上循胫外廉，结于膝外廉。其支者，别起外辅骨，上走髀，前者结于伏兔之上，后者结于尻。其直者，上乘䏚季胁，上走腋前廉，系于膺乳，结于缺盆。直者，上出腋，贯缺盆，出太阳之前，循耳后，上额角，交巅上，下走颔，上结于頄。支者，结于目眦，为外维（《灵枢·经筋》）（图 11-1）。

释义：足少阳经筋起于第四趾，上结于外踝；再向上沿胫外侧结于膝外侧。其分支另起于腓骨部，上走大腿外侧，前边结于伏兔（股四头肌部），后边结于骶部。直行的经侧腹季胁,上走腋前方,联系于胸侧和乳部,结于缺盆。直行的上出腋部,通过缺盆,走向太阳经的前方,沿耳后上绕到额角,交会于头顶,向下走于额面,上方结于鼻旁,分支结于目外眦成"外维"。

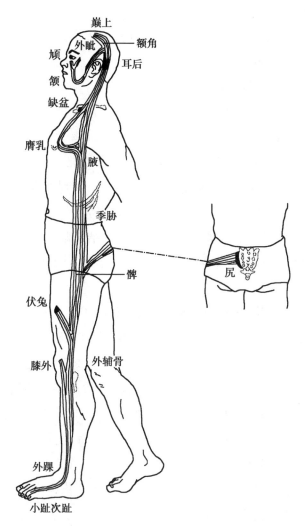

图 11-1　足少阳经筋循行示意图

二、古医家注释

《针灸甲乙经·经筋》:"足少阳之筋,起于小指次指之上,结于外踝,上循腑外廉,结于膝外廉;其支者,别起于外辅骨,上走髀,前者结于伏兔,后者结于尻;其直者,上乘䏚季胁,上走腋前廉,系于膺乳,结于缺盆;直者上出腋贯缺盆,出太阳之前,循耳后,上额角,交巅上,下走颔,上结于頄;其支者,结于目外眦,为外维。"

《黄帝内经太素·经筋》:"足少阳之筋,起于小指次指之上,上结外踝,上循腑外廉,结于膝外廉,其支者,起于外辅骨,上走髀,前者结于伏兔之上,后者结于尻(其支者,起外辅骨,凡有二支也。故前支上结伏兔,后支上走髀,结于尻前也)。其直者,上䏚乘季胁,上走腋前廉,系于膺乳,结于缺盆(䏚,季胁下也,以沼反)。其直者,上出腋……其支者,结目外眦,为外维……(外维,太阳为目上纲,阳明为目下纲,少阳为目外维)。"

《千金要方·肝藏》:"其筋起于小指次指之上,结外踝,上循腑外廉,结于膝外廉;其支者,别起于外辅骨,上走髀,前者结伏兔之上,后者结于尻;其直者,上䏚乘季胁,上走腋前廉,侠于膺乳,结于缺盆;直者上出腋,贯缺盆,出太阳之前,循耳后,上额角,交巅上,下走颔,上结于頯;其支者,结于目外眦,为外维。"

《灵枢注证发微·经筋》:"足少阳之筋,起于足少指之次指,即第四指之窍阴穴,由侠溪、地五会、临泣,结于外踝下之丘墟,上循胫外廉悬钟、阳辅、光明、外丘、阳交,结于膝外廉之阳陵泉。其支者,别起外辅骨,上走于髀,其在前则结于足阳明胃经伏兔之上,其在后则结于督脉经之尻尾上。其直者,上乘䏚之季胁,上走于腋之前廉,系于膺乳间,上结于缺盆中。又其直者,上出于腋,贯于缺盆,出太阳之前,循耳后,上额角,交巅上,下走于颔,上结于頄。又其支者,结于目眦,为外维。"

《类经·经络类》:"足少阳经筋,起于小指次指,上结外踝,上循胫外廉,结于膝外廉(小指次指,即第四指窍阴之次也。外踝,丘墟之次。胫外廉,外丘、阳交之次。膝外廉,阳陵泉、阳关之次。此皆刚筋也。)。其支者,别起外辅骨,上走髀,前者结于伏兔之上,后者结于尻(膝下两旁突出之骨曰辅骨。膝上六寸起肉曰伏兔。尾骶骨曰尻。此支自外辅骨上走于髀,分为二歧,前结于阳明之伏兔,后结于督脉之尻,至此刚柔相制,所以联臀膝而运枢机也)。其直者,上乘䏚季胁,上走腋前廉,系于膺乳,结于缺盆(季胁下两旁软处曰䏚。胸上两旁高处曰膺。此直者，自外辅骨走髀，由髀枢上行乘䏚，循季胁上走腋，当手太阴之下，出腋前廉，横系于胸乳之分，上结于缺盆，与手太阴之筋相合，皆刚筋也。䏚音秒，一作䏚，《五音》篇曰少也。盖其处少骨之义）。直者，上出腋，贯缺盆，出太阳之前，循耳后，上额角，交巅上，下走颔，上结于顽（此直者，自上走腋处直上出腋，贯于缺盆，与上之结于缺盆者相合，乃行足太阳经筋之前，循耳上额角，交太阳之筋于巅上，复从足阳明头维之分走耳前，下腮颔，复上结于顽。颔，何敢切，腮下也，云燕颔者即此）。支者，结于目眦为外维（此支者，从颧上斜趋结于目外眦，而为目之外维，凡人能左右盼视者，正以此筋为之伸缩也。按本篇有曰从左之右，右目不开，上过右角，并跷脉而行，左络于右等义，详疾病类六十九）。"

第三节　相关解剖

1. 股外侧肌　是一扁平而强大的肌肉，位于大腿外侧。起自股骨粗线的外侧唇和转子间线，行向下内，与股中间肌结合且遮盖部分股中间肌，下端借股四头肌腱止于髌骨，向下延为髌韧带，止于胫骨粗隆。

主要作用：伸膝关节，可协助腰大肌屈髋关节。

神经支配：股神经。

该肌起点即大转子根部，止点髌骨外缘、外上缘，及神经入肌点处可出现筋结病灶点。

2. 旋股外侧动脉降支　多为从股深动脉或股动脉直接发出的分支。在股直肌后方，继而于股直肌与股外侧肌之间下降，分支分布于股外侧肌、股前外侧部皮肤和膝关节，并与膝上外侧动脉吻合。

3. 股二头肌下腱下囊　位于股二头肌腱与膝关节腓侧副韧带之间的滑囊。股二头肌长、短头肌腱与股二头肌下腱下囊过度摩擦常出现筋结病灶点。

4. 腓腘囊　是膝关节腓侧副韧带与腘肌肌腱之间的滑囊。

5. 腓侧副韧带　又称膝外侧副韧带，位于膝关节外侧。上起自股骨外上髁,向下止于腓骨头的索状纤维束。此韧带与关节囊之间有疏松结缔组织,与半月板之间以腘肌肌腱相隔,两者不直接连结,当屈膝及小腿旋内时,胫侧与腓侧副韧带均松弛。相反,伸膝及小腿旋外时则紧张,故有限制膝关节过度后伸及旋外的作用。当腓侧副韧带松弛时,膝部过度外展和内收均可导致相应韧带和滑液囊的损伤。在外侧,尤其是腓侧副韧带中段及起止点常出现筋结病灶点。

6. 锁骨上神经　共有 2～4 条分支,呈辐射状行向下方和下外侧,越过锁骨达胸前壁上份及肩部。该神经主要分布在颈侧区下份、胸壁上部和肩部皮肤。

7. 颈总动脉　是头颈部的主要动脉干。右侧发自头臂干,左侧直接发自主动脉弓。两侧总动脉均经过胸锁关节后方,沿气管和喉外侧上升,至平对甲状软骨上缘分为颈内动脉和颈外动脉。颈总动脉上段位置表浅,在活体上可触及其搏动。

其余解剖结构详见前述。

第四节　足少阳经筋主病及临床表现

一、原文及释义

原文:其病小指次指支转筋,引膝外转筋,膝不可屈伸,腘筋急,前引髀,后引尻,即上乘䏚季胁痛,上引缺盆膺乳颈,维筋急,从左之右,右目不开,上过右角,并跷脉而行,左络于右,故伤左角,右足不用,命曰维筋相交(《灵枢·经筋》)。

释义:其病症可见足第四趾强直不适,掣引转筋,并牵连膝外侧转筋,膝部不能随意屈伸,腘部经筋拘急,前面牵连髀部,后面牵引尻部,向上牵及胁下空软处及胁部作痛,向上牵引缺盆、胸侧、颈部所维系的筋发生拘急。维筋相交指维系筋的络脉互为牵连,互有影响的现象。

二、临床表现

1. 起于小指次指,上结外踝。其病损后可见踝周疼痛,向下放射,出现足趾、足背疼痛,向上可延及胫前、膝外侧,甚至髋部、腰部疼痛。

2. 上循胫外廉,结于膝外廉。其支者,别起外辅骨,上走髀,前者结于伏兔之上,后者结于尻。其病损后可见膝外侧疼痛,小腿、大腿、大转子、臀部至髂嵴疼痛,重者疼痛可上下扩延。向下常伴踝关节疼痛,向上出现腹部、胸胁疼痛,有时出现腰臀疼痛并向小腿外侧或后侧扩散。

3. 其直者,上乘䏚季胁,上走腋前廉,系于膺乳,结于缺盆。直者,上出腋,贯缺盆,出太阳之前,循耳后,上额角,交巅上,下走颔,上结于頄。其病损后可出现颈项部疼痛及活动障碍,肩臂至腕指疼痛、麻木,甚者有肌肉萎缩、无力现象;也可出现眩晕,听力下降,咽痛、牙痛、流泪、眼睑下垂、眼结膜充血、视力下降、枕后及乳突部疼痛、前额疼痛、面部疼痛,甚者可出现运动平衡失调等症状。还可出现重听、耳聋、耳根疼痛、偏头痛、眩晕、恶心、呕吐、胃脘疼痛等症状。

4. 支者,结于目眦,为外维。其病损后可影响眼肌活动,出现眼闭合不良、眼睑下垂、视物模糊等症状。

第五节 针刀治疗

一、乳突松解术

1. 适应证 适用于乳突周围酸困疼痛,颈项僵直,头颈侧屈或回旋功能障碍,头晕头痛;或重听,耳聋,耳根疼痛等。常见疾病有颈椎病、痉挛性斜颈、枕小神经卡压等。

2. 体位 健侧卧位;或仰卧位,头偏向健侧,充分暴露施术部位。

3. 定点(图11-2) 乳突周围寻找筋结病灶点,定1～3点;主要松解胸锁乳突肌、头夹肌、头最长肌。

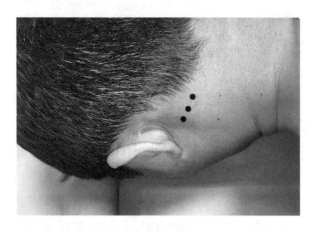

图 11-2　足少阳乳突松解术定点图

4．操作　首先以拇指或示指扪清乳突后侧骨缘,刀口线与肌纤维走行平行,刀体与皮面垂直,按针刀手术四步操作规程进针刀,从按压乳突的手指边缘刺入皮肤,缓慢推进,经皮肤、皮下组织、胸锁乳突肌、头夹肌、头最长肌,即到达乳突骨面,轻提刀锋,纵行切割2～3刀,行适度横行推剥,刀下有松动感后出针刀。必要时也可行刺骨术。

5．典型病案

病例:刘某,女,49岁,教师。主诉:左侧偏头痛3年,加重伴恶心、呕吐半年。患者自诉3年前无明显诱因出现阵发性左侧偏头痛,口服止痛药后症状好转,未予治疗。半年前,因劳累后上述症状加重,伴颈部僵硬,恶心、呕吐,遂至某三甲医院住院治疗,行脑电图、脑血管造影、脑脊液检查均无异常;脑血流图检查:两侧波幅不对称,左侧偏低;颈椎正侧位片:生理曲度变直,余未见异常。其余生化检查未见异常。经输液、针灸、物理治疗,症状未见明显改善。现患者为求进一步诊治,来我院门诊就诊。刻下症见:患者神清,精神一般,左侧偏头痛伴颈部僵硬,恶心、呕吐,口干,纳可,寐差,小便色黄,大便正常,舌质红,苔黄腻,脉弦数。查体:乳突后侧压痛(+),可触及条索。

诊断:偏头痛。

治疗:乳突松解术联合颈七刀解结术,每周1次,3次一个疗程。术后嘱患者3日内施术部位禁止擦洗,适当功能锻炼。当次治疗后,患者颈部僵硬症状即感明显好转,经 3 次治疗后患者偏头痛、颈部僵硬消失,头痛未再发作。

二、骶结节韧带臀大肌解结术

1. **适应证** 适用于臀部酸痛不适,劳累后加重,伸腿时小腿部出现发麻、发凉、酸胀,髋关节活动受限,不能久坐等症。

2. **体位** 俯卧位,充分暴露施术部位。

3. **定点**

(1)髂骨骶结节韧带与臀大肌交叉处定 1～2 点,主要松解臀大肌、骶结节韧带。

(2)骶骨侧缘骶结节韧带附着点处定 1～2 点,主要松解骶结节韧带。

(3)根据病情需要,可选择坐骨结节处骶结节韧带附着点定 1 点,主要松解骶结节韧带止点,半腱肌、半膜肌的起点。

4. **操作**

(1)髂骨骶结节韧带与臀大肌交叉处:刀口线与韧带纤维走行平行,刀体垂直皮面,按四步操作规程进针刀,加压快速刺入皮肤,缓慢推进,经皮肤、皮下组织、臀大肌、骶结节韧带,直达骶骨骨面,纵行疏通,横向剥离 1～2 刀,然后稍提起刀锋,调转刀口线 60°,使刀口线平行于臀肌肌纤维,疏通剥离 1～2 刀,待刀下有松动感后出针刀。

(2)骶骨侧缘骶结节韧带附着点:针刀体与脊椎纵轴成 45°,刀体与皮面成 45°,按四步操作规程进针刀,加压快速刺入皮肤,缓慢推进,经皮肤、皮下组织、骨面,即到达骶正中嵴,纵行疏通,横向剥离,待刀下有松动感后出针刀。

(3)坐骨结节点:首先应以拇指或示指扪清坐骨结节骨缘,并将其按住,按照四步操作规程,使针刀从手指边缘快速刺入皮肤,缓慢推进,经皮肤、皮下组织、臀大肌,直达坐骨结节骨面,纵行疏通,横向剥离 2～3 刀,待刀下有松动感后出针刀。

5. **典型病案**

病例:王某,女,44 岁。自述 3 个月前因受凉后臀部出现疼痛,就诊于当地医院,行腰椎 MRI,未见明显异常。予物理及针灸治疗,效果不明显,5 日前疼痛加重,为求进一步诊治,遂来我科。现症见:臀部疼痛,活动受限,纳可,寐差,小便色黄,大便正常,舌质红,苔黄腻,脉弦。查体:骶尾部压痛(+),可触及条索。

诊断:骶结节韧带损伤。

治疗:骶结节韧带臀大肌解结术,每周 1 次,3 次一个疗程。术后嘱患者 3 日内施术部位禁止擦洗。经 3 次治疗后,患者病情大为好转。

三、足少阳经筋膝外侧韧带解结术

1. 适应证　主要以膝关节外侧疼痛,上下楼梯时疼痛加重,膝不可屈伸,伸髋、屈膝、小腿内旋外展受限,双下肢及踝部疼痛等为临床表现。

2. 体位　仰卧位或侧卧位,充分暴露施术部位。

3. 定点(图 11-3)

(1)膝外侧副韧带起点定 1 点,即股骨外上髁点。

(2)膝外侧副韧带止点定 1 点,即腓骨头的索状纤维束点。

(3)膝外侧副韧带中份定 1 点,即膝关节间隙点。

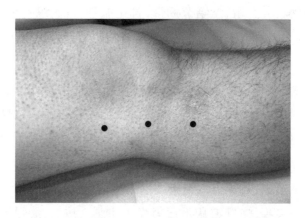

图 11-3　足少阳膝外侧韧带解结术定点图

4. 操作

(1)股骨外上髁点:刀口线与韧带走行平行,刀体与骨面垂直,按四步操作规程进针刀,加压快速刺入皮肤,缓慢推进,经皮肤、皮下组织、大腿筋膜、膝外侧副韧带、滑液囊,直达股骨外上髁骨面,纵行疏通,横向剥离1～2刀,刀下有松动感后出针刀。

(2)腓骨头的索状纤维束点:同股骨外上髁点。

(3)膝关节间隙点:刀口线与韧带走行平行,刀体与皮面垂直,按四步操作规程进针刀,加压快速刺入皮肤,缓慢推进,经皮肤、皮下组织、膝筋膜、膝外侧副韧带、滑液囊,直达膝关节囊,纵行疏通,横向剥离1～2刀,刀下有松动感后出针刀。此点做针刀治疗时应格外小心,因在韧带与关节囊之间有一间隙,其中有血管穿过。

5. 典型病案

病例:患者,王某,女,56岁。主诉:膝关节外侧疼痛3个月,加重1周。患者自述3个月前劳累后膝关节外侧疼痛,就诊于当地医院,行膝关节X线正侧位片,示内侧关节间隙偏窄,余检查均为阴性。予收住院,经药物外服、关节腔注射等治疗,效果不明显,1周前疼痛加重,为求进一步诊治,遂来我科。现症见:膝关节外侧疼痛,久行、久站后疼痛加重,纳寐可,二便调,舌淡苔白,脉弦数。查:膝关节外侧压痛(+),活动受限。

诊断:膝骨关节病。

治疗:足少阳经筋分支起于腓骨部,上走大腿外侧,循行部位主要有大腿筋膜、膝外侧副韧带、滑液囊等组织,因膝关节长期频繁屈伸活动,韧带、肌肉疲劳磨损,受损筋肉痉挛,故出现膝关节外侧疼痛。行足少阳膝外侧韧带解结术,两次治疗后患者病情明显好转,疼痛基本消失。

四、足少阳踝关节解结术

1. 适应证　主要以外踝周围疼痛,向下放射,出现足趾、足背疼痛,向上延及胫前、膝外侧,甚至髋部、腰部等为临床表现。

2. 体位　俯卧位,充分暴露施术部位。

3. 定点(图11-4)

(1)第三腓骨肌与趾长伸肌之间,伸肌上支持带下缘定1点,主要松解伸肌上支持带。

(2)第三腓骨肌与趾长伸肌之间,腓肌上支持带上缘与胫腓前韧带交界处定 1 点,主要松解腓肌上支持带与胫腓前韧带。

(3)第三腓骨肌与趾长伸肌之间,伸肌下支持带上缘与腓肌上支持带间隙处定 1 点,其深层为外侧副韧带距腓前部,主要松解伸肌下支持带、腓肌上支持带。

(4)第三腓骨肌与趾长伸肌之间,伸肌下支持带上缘与腓肌下支持带间隙处定 1 点,其深层为趾短伸肌,主要松解伸肌下支持带、腓肌下支持带。

(5)第三腓骨肌外侧缘,腓肌上支持带在腓骨附着区定 1 点,主要松解腓肌上支持带。

(6)第三腓骨肌外侧缘,外侧副韧带距腓前部在腓骨附着区定 1 点,主要松解外侧副韧带距腓前部。

(7)第三腓骨肌外侧缘与伸肌下支持带交汇区定 1 点,其深层为趾短伸肌,主要松解第三腓骨肌肌腱、伸肌下支持带。

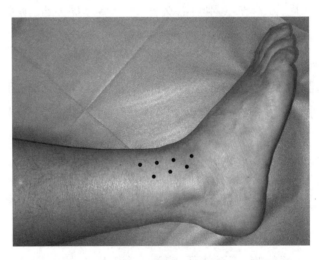

图 11-4 足少阳踝关节解结术定点图

4. 操作

(1)伸肌上支持带下缘:刀口线与趾长伸肌及第三腓骨肌肌腱走行平行,刀体垂直皮面,此处有腓浅神经通过,应严格按照四步操作规程进针刀,快速刺入皮肤,直达伸肌上支持带筋结点,疏通剥离 1～2 刀,待刀下有松动感后出针刀。

（2）腓肌上支持带上缘与胫腓前韧带交界处：刀口线与肌腱走行平行，刀体与皮面垂直，严格按照四步操作规程进针刀，经皮下组织，直达胫腓前韧带，疏通剥离1～2刀后，提起刀锋，在腓肌上支持带上缘与胫腓前韧带交汇区疏通剥离1～2刀，待刀下有松动感后出针刀。

（3）伸肌下支持带上缘与腓肌上支持带间隙处：刀口线与肌腱走行平行，刀体与皮面垂直，严格按照四步操作规程进针刀，快速刺入皮肤，经皮下组织，穿过伸肌下支持带上缘与腓肌上支持带间隙及外侧副韧带距腓前部，直达骨面，疏通剥离1～2刀，待刀下有松动感后出针刀。

（4）余点操作同伸肌下支持带上缘与腓肌上支持带间隙处。

5. 典型病案

病例：王某，女，59岁。主诉：踝关节疼痛3个月，加重3日。病史：患者自述3个月前劳累后踝关节疼痛，下蹲受限，就诊于当地医院，行踝关节X线片及彩超均未见明显异常，踝关节MRI示踝关节滑膜增厚，余未见异常。予对症治疗，疼痛有所缓解，下蹲症状无明显改善。为求进一步诊治，遂来我科。症见：踝关节疼痛，下蹲后不能起身，纳寐可，二便调，舌淡苔白，脉弦数。查：踝关节外侧压痛（+），屈伸受限。

诊断：踝关节炎。

治疗：足少阳经筋起于第四趾，上结于外踝；经筋在踝关节外侧主要分布在第三腓骨肌、趾长伸肌、腓肌支持带、胫腓前韧带等组织，踝关节韧带、肌肉疲劳磨损后，患者会出现踝关节疼痛，下蹲后不能起身等症状。予足少阳踝关节解结术，三次治疗后，患者病情明显好转。

五、足少阳经筋腹肌解结术

1. 适应证　临床表现为腹痛，甚者可向上牵涉至胁部疼痛，也可引起腰痛及下肢外侧疼痛，脊柱前屈、侧屈、旋转等功能活动受限；呼吸困难等。

2. 体位　仰卧位，充分暴露施术部位。

3. 定点（图11-5）　腹肌在髂嵴的附着处，根据筋结点的分布定3～4

点,主要松解腹横肌、腹外斜肌、腹内斜肌。

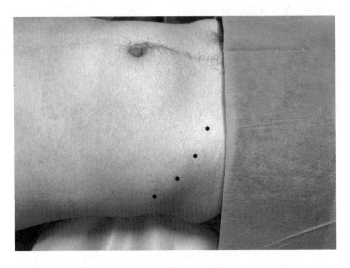

图 11-5　足少阳经筋腹肌解结术定点图

4. 针刀操作　刀口线与肌纤维走行平行,刀体与骨面垂直,按四步操作规程进针刀,加压快速刺入皮肤,缓慢推进,经皮肤、皮下组织、腹筋膜、腹外斜肌、腹内斜肌、腹横肌,直达髂嵴骨面,纵行疏通,横向剥离,刀下有松动感后出针刀。

5. 典型病案

病例:王某,男,49 岁。主诉:躯体旋转困难 3 日。病史:患者自述 3 日前因剧烈运动后出现躯体不能旋转,就诊于当地医院,行 X 线及彩超检查均未见明显异常,予口服药物、物理治疗,效果不佳。为求进一步诊治,遂来我科。症见:躯体旋转困难,纳寐可,二便调,舌淡苔白,脉弦数。查:腹肌在髂嵴的附着处压痛(+),可触及条索,侧屈与旋转受限。

诊断:腹肌损伤。

治疗:足少阳经筋循行经侧腹、季胁部,主躯干侧屈与旋转,损伤后可出现该区域疼痛,侧屈与旋转受限等症状。行足少阳经筋腹肌解结术后,患者病情明显好转。

(李伟青　张　敏　王海东)

第十二章　足厥阴经筋

第一节　概　　述

　　足厥阴经筋起于足大趾，循下肢内侧上行，结于阴器，络诸筋，其病常见经筋循行所结之处因感受外邪、劳损及内伤，致气血不通，经筋失养，出现筋结点，表现为下肢疼痛转筋及前阴病变。本条经筋循行主要结聚于三个部位，分别是内踝、胫骨内侧髁之下和阴器。因此，我们临床常用的针刀治疗技术有足厥阴内踝解结术、鹅足囊解结术和耻骨结节解结术。在临床实际操作中，并不局限于上述针刀治疗技术，应以足厥阴经筋循行所过之处的筋结点（阳性病灶点）为治疗部位，通过对筋结病灶处切割剥离，以达到理筋散结、疏通气血、改善功能障碍的目的。

第二节　足厥阴经筋循行与分布

一、原文及释义

　　原文：足厥阴之筋，起于大指之上，上结于内踝之前，上循胫，上结内辅骨之下，上循阴股，结于阴器，络诸筋（《灵枢·经筋》）（图12-1）。

　　释义：足厥阴经筋起始于足大趾的上方，上行结聚于内踝之前，再沿着胫骨上行结聚于胫骨内侧髁之下，又沿着大腿根部的内侧上行结聚于前阴，并联络足三阴及足阳明各经的经筋。

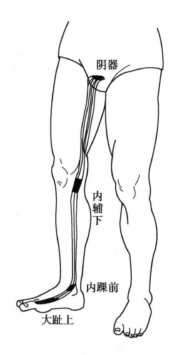

阴器

内辅下

内踝前

大趾上

图 12-1　足厥阴经筋循行示意图

二、古医家注释

《针灸甲乙经·经筋》：基本同《灵枢》。"上结于内踝之前"作"结于内踝之前"，"上循经"作"上循"，"络诸筋"作"络诸经"。

《黄帝内经太素·经筋》：原文基本同《灵枢》。"上结内辅之下"作"上结于内辅之下"，"络诸筋"作"结络诸筋"。杨上善注："足三阴及足阳明筋皆聚阴器，足厥阴属络诸阴，故阴器名曰宗筋也。"

《灵枢注证发微·经筋》："此详言肝经之筋，其病为季秋痹，而刺之有法也。足厥阴之筋，起于大指之上大敦穴，上结于内踝之前中封，上循于胫，上结内辅骨之曲泉，以上循阴股之阴包等穴，结于阴器，以络诸筋。"

《类经·经络类》："足厥阴之筋，起于大指之上，上结于内踝之前（大指三毛际，大敦次也。行跗上，与足太阴之筋并行，结于内踝前中封之次）。上循胫，上结内辅之下，上循阴股，结于阴器，络诸筋（由内踝上足胫，循三阴交之分上行，并足少阴之筋，上结于内辅骨下曲泉之次，复并太阴之筋，上循阴股中五里、阴廉之分,上急脉而结于阴器。阴器者,合太阴、厥阴、阳明、少阳之筋,以及冲、任、督之脉皆聚于此,故曰宗筋。厥阴属肝,肝主筋,故络诸筋而一之,以成健运之用)。"

第三节　相关解剖

1. **鹅足囊**　位于缝匠肌、股薄肌及半腱肌的联合腱止点与胫骨内侧副韧带之间,由于三个肌腱有致密的纤维膜相连,形同鹅足而得名。

2. **大收肌**　起自耻骨下支、坐骨结节以及坐骨下支的前面处,止于整个股骨粗线内侧唇上 2/3 及收肌结节。功能:内收、外旋髋关节。

神经支配:横行部与斜行部主要由闭孔神经支配;垂直部主要由坐骨神经的分支(主要是胫神经)支配。

大收肌起止点,即耻骨下支、坐骨上支及收肌管上下口常出现筋结病灶点。

其余解剖结构详见前述。

第四节　足厥阴经筋主病及临床表现

一、原文及释义

原文:其病足大指支,内踝之前痛,内辅痛,阴股痛,转筋,阴器不用,伤于内则不起,伤于寒则阴缩入,伤于热则纵挺不收。治在行水清阴气。其病转筋者,治在燔针劫刺,以知为数,以痛为输,命曰季秋痹也(《灵枢·经筋》)。

释义:足厥阴经筋发病,可见足大趾牵引内踝前部疼痛,胫骨内侧髁处疼痛,大腿内侧疼痛转筋,前阴疾患,如果房劳过度耗伤阴精,就会发生阳痿不举,伤于寒邪就会出现阴器内缩,伤于热邪就会出现阴器挺长不收。

治疗本病应采用利水渗湿及清化湿热的方法,调节厥阴经气。对于疼痛转筋一类的疾患,应采用燔针,用速刺疾出法,针刺的次数以病愈为度,以痛处为针刺的穴位。这种病称为季秋痹。

二、临床表现

1. 起于大指之上,上结于内踝之前,上循胫。其病损后可表现为足大趾牵引内踝前部疼痛,活动不利,久行疼痛加重,可伴有膝关节外侧疼痛等症状。

2. 上循胫,上结内辅骨之下。其病损后可表现为胫骨内侧髁、髌下疼痛,行走时有顶痛感,膝关节屈伸不利,上下楼梯及久行加重等症状。

3. 上循阴股,结于阴器,络诸筋。其病损后可表现为下肢疼痛转筋,发凉麻木,伴髋部酸困疼痛,前阴疾患,如男性前列腺增生、遗精、阳痿,女性月经不调、痛经、带下量多等。

第五节　针刀治疗

一、足厥阴内踝解结术

足厥阴经筋起于大指之上,上结于内踝之前,其在内踝处与足太阴经筋并行,继而上循胫,上结内辅之下。在针刀治疗中,常将足三阴经筋踝关节解结术联合应用。治疗踝关节局部肿胀、疼痛,功能受限,或小腿内侧缘、膝关节内侧缘、髋关节前内侧等经筋循行所过之处酸胀、疼痛及功能受限具有一定疗效。

二、鹅足囊解结术

1. 适应证　鹅足囊解结术是膝七刀解结术的重要组成部分,临床上主要用于膝关节疼痛,尤以膝关节内侧、髌下疼痛为主,行走时痛感明显,屈伸不利,久行及上下楼梯加重。

2. **体位**　俯卧位,充分暴露施术部位。

3. **定点**　鹅足囊点(位于缝匠肌、股薄肌及半腱肌与胫侧副韧带之间)(图12-2)。

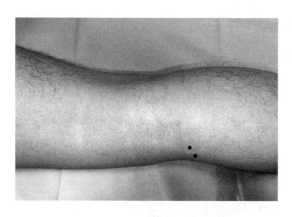

图 12-2　鹅足囊解结术定点图

4. **针刀操作**　刀口线与肢体纵轴平行,刀体与骨面垂直,按四步操作规程进针刀,加压快速刺入皮肤,缓慢推进,经皮肤、皮下组织、小腿筋膜、鹅足、鹅足囊,直达胫骨骨面。轻提刀锋,纵行切割2～3刀,调转刀口线90°,切开鹅足囊1～2刀后,出针刀。在内侧关节间隙狭窄,并有明显压痛时,可在关节间隙点进行松解治疗。

5. **典型病案**

病例:马某,女,54岁。主诉:左膝关节内侧肿痛1月余。自诉1个月前外伤后左侧膝关节疼痛、僵硬、关节活动受限、屈伸不利,自行服用止痛药及外敷膏药,疗效不佳。至当地医院就诊,行关节彩超未见异常,膝关节DR示内侧关节间隙变窄,鹅足囊、鹅足肌腱钙化。行物理、针灸、外用药物治疗,效果不显。今日来我院门诊,症见:左侧膝关节疼痛、僵硬、关节活动受限、屈伸不利,夜眠差,饮食可,二便可,舌淡苔白,脉弦细。查体:胫骨内侧髁处可触及条索,压痛明显。

诊断:膝骨关节病。

治疗:足厥阴经筋循行结聚于胫骨内侧髁之下,缝匠肌、股薄肌及半腱肌是膝关节内侧核心肌群,其损伤后,使膝关节内侧相关肌肉、筋膜附着点牵拉受伤或撕裂,引起胫骨内侧髁下局部肿胀、疼痛。拟行针刀鹅足囊解结术,每周1次,3次1个疗程。术后嘱患者3日内施术部位禁止擦洗,适当功能锻炼。经3次治疗后,左膝关节疼痛减轻,肿块及硬结基本消失。

三、耻骨结节解结术

1. 适应证 主要用于下肢疼痛转筋,发凉麻木,尤以内侧为重,伴髋部酸困疼痛,前阴疾患,如男性前列腺增生、遗精、阳痿,女性月经不调、痛经、带下量多等。

2. 体位 仰卧位,充分暴露施术部位。

3. 定点(图12-3)

(1)耻骨联合上缘骨面定1点。

(2)左右耻骨肌起点处各定1点。

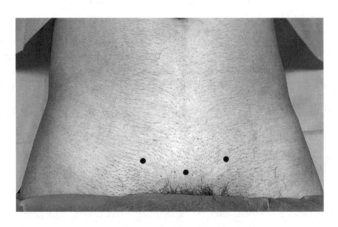

图12-3 耻骨结节解结术定点图

4. 针刀操作

(1)耻骨联合上缘点:针刀体与皮肤垂直,刀口线与纵轴平行,按四步操作规程进针刀,加压快速刺入皮肤,缓慢推进,经皮肤、皮下组织、腹白线、腹横肌及腹直肌,直达耻骨联合,轻提刀锋,纵行疏通、横向剥离2~3下,刀下有松动感后出针刀。

(2)耻骨结节点:针刀体与皮肤垂直,刀口线与纵轴平行,按四步操作规程进针刀,加压快速刺入皮肤,缓慢推进,经皮肤、皮下组织、腹白线、腹横肌、腹直肌、锥状肌,穿过腹股沟韧带,直达耻骨骨面,提起刀锋,纵行疏通、横向剥离 2～3 下,刀下有松动感后出针刀。

5. 典型病案

病例:赵某,女,22 岁。主诉:经期腹部疼痛 1 年余,加重 1 个月。患者自诉 1 年前无明显诱因出现经期腹部疼痛,月经量多、色暗,伴有血块,曾在某三甲医院就诊,行妇科彩超及全腹彩超均未见异常,查性激素六项均正常,予口服及肌内注射药物治疗,未见明显改善。因患有强直性脊柱炎就诊于我科门诊,询问患者曾有子宫肌瘤切除病史。症见:经期腹部疼痛,眠可,纳可,二便调,舌淡,苔薄白腻,脉弦。查:下腹部耻骨附近压痛(+)。

诊断:痛经。

治疗:足厥阴经筋沿着大腿根部内侧上行结聚于前阴,并联络足三阴及足阳明各经的经筋,腹白线、腹横肌、腹直肌、耻骨联合等为核心组织,其损伤使经筋气血运行不畅,气滞血行受阻,经血停滞胞宫,久病致使经筋循行部位积损成结,故见经期腹部疼痛。拟行耻骨结节解结术,每周 1 次,3 次 1 个疗程。术后嘱患者 3 日内施术部位禁止擦洗,适当功能锻炼。经 3 次治疗后,患者痛经症状基本消失,嘱患者禁食生冷、辛辣、刺激食物。3 个月后电话随访,患者已基本康复。

(李伟青　王若州　王海东)

第十三章 任脉经筋

第一节 概　述

　　任督二脉与十二正经合称为"十四经"。现代医家认为,任督二脉沟通十二经脉之间的联系,贯通人体阴阳,具有重要的临床价值,因此在十二经筋理论的基础上提出十四经筋理论。任脉经筋主要循行于人体前正中线。其病主要因邪结于筋或经筋受损,导致经筋循行所过之处出现筋结,因此出现掣引、疼痛、转筋,甚至功能活动受限等表现。临床常用的针刀治疗技术包括任脉经筋剑突下解结术、任脉经筋颈前解结术、任脉经筋胸骨中段解结术。

第二节　任脉经筋循行与分布

　　起于小腹内胞宫,下络会阴经筋区带筋膜结节点,经过腹下筋膜区耻骨筋结点,沿腹直肌筋膜动力区带上行,结交于胸腹筋膜交汇处剑突筋膜筋结点,续沿胸前筋膜区带上行,交于胸上颈胸筋膜动静交汇筋结点,上行于颈前筋膜区,止于任脉经筋区带筋结点。(源于吴汉卿教授"十四经筋肌筋膜动力区带"学术见解)

第三节　相 关 解 剖

1. **腹壁上动脉**　胸廓内动脉的两个终支之一,沿胸前壁下行至腹前壁进入腹直肌鞘,供应腹直肌。

2. **脐动脉闭塞部** 脐动脉远端管腔闭锁的部分。从脐动脉发出膀胱上动脉后开始,经膀胱体部两侧向前、向上至脐。

3. **腹壁下动脉** 在近腹股沟韧带中点稍内侧处发自髂外动脉,在腹股沟管深环内侧的腹膜外组织内斜向上内,穿腹横筋膜上行于腹直肌与腹直肌鞘后层之间,至脐平面附近与发自胸廓内动脉的腹壁上动脉吻合,并与肋间动脉的终支在腹直肌外侧缘吻合。腹壁下动脉的体表投影为腹股沟韧带中点稍内侧与脐的连线。

4. **腹壁上静脉** 伴腹壁上动脉上升的静脉。与膈肌静脉汇合形成胸廓内静脉。

5. **腹壁下静脉** 腹壁下动脉的伴行静脉,向上与腹壁上静脉相连。在腹股沟韧带上方约 1.0cm 处注入髂外静脉。

6. **腹部浅筋膜** 主要由疏松结缔组织和脂肪组织构成。脐部以下浅筋膜可分为两层,即 Camper 筋膜层与 Scarpa 筋膜层,前者含有脂肪组织,其薄厚因人而异,向下与股部的浅筋膜相延续;后者为富有弹性的纤维膜性组织,其中线处附着在腹白线,向下与股部阔筋膜相延续。在浅筋膜中含有腹壁浅层的血管、淋巴管和神经。

7. **腹横筋膜** 是腹内筋膜的一部分,即腹内筋膜衬覆于腹前外侧壁内面的部分。腹横筋膜在腹股沟区最为发达,并形成腹环等结构。

8. 颈前区以舌骨为界,分为舌骨上区和舌骨下区。舌骨上区为颈前区舌骨上方的区域,包括两侧对称的下颌下三角和中间单一的颏下三角。

下颌下三角是指下颌骨下缘与二腹肌前、后腹之间的三角形区域,颏下三角是由左、右二腹肌前腹与舌骨体围成的三角形区域。舌骨下区为颈前区舌骨下方的区域,包括颈动脉三角和肌三角。颈动脉三角是指胸锁乳突肌前缘、二腹肌后腹与肩胛舌骨肌上腹之间的三角形区域;肌三角是指颈前正中线、胸锁乳突肌前缘与肩胛舌骨肌上腹之间的三角形区域。舌骨下肌群包括胸锁乳突肌、胸骨甲状肌、甲状舌骨肌、胸骨舌骨肌、肩胛舌骨肌。舌骨上肌群包括下颌舌骨肌、二腹肌、茎突舌骨肌、颏舌骨肌。

9. **舌下神经** 为运动性脑神经,主要由一般躯体运动纤维组成。该神经起自延髓的舌下神经核,以若干根丝自延髓前外侧沟出脑,向外侧经舌下神经管出颅,继而在颈内动、静脉之间弓形向前下走行,达舌骨舌肌浅面,在舌神经和下颌下腺管下方穿颏舌肌入舌内,支配全部舌内肌和大部分舌外肌。

10. 下颌神经 是三叉神经三大分支中最粗大的一支,为混合性神经,含一般躯体感觉纤维和特殊内脏运动纤维。自卵圆孔出颅后在翼外肌深面分为前后两干,前干细小,发出肌支分布于咀嚼肌、鼓膜张肌和腭帆张肌,还发出一支颊神经。后干粗大,分支分布于硬脑膜、下颌牙及牙龈、舌前 2/3 及口腔底的黏膜、耳颞区和口裂以下的皮肤,并支配下颌舌骨肌和二腹肌前腹。

11. 喉返神经 左、右喉返神经均由迷走神经干发出再返回颈部,但两者的行程有所不同。右喉返神经在右迷走神经干跨越右锁骨下动脉前方处发出,向下后方勾绕右锁骨下动脉上行,返回颈部。左喉返神经在左迷走神经干跨过主动脉弓前方时发出,勾绕主动脉弓下后方上行,返回颈部。在颈部左、右喉返神经均走行于气管与食管之间的沟内,至甲状腺侧叶深面、环甲关节后方进入喉内,终支称喉下神经,分数分支分布于喉。其特殊内脏运动纤维支配除环甲肌以外的所有喉肌,一般内脏感觉纤维分布于声门裂以下的喉黏膜。喉返神经在行程中还发出心支、气管支和食管支,分别参与心丛、肺丛和食管丛。

12. 头臂干 为一粗短的干,向右上方斜行至右胸锁关节后方,分为右颈总动脉和右锁骨下动脉。

13. 甲状腺上动脉 为颈外动脉的第一分支。起自颈外动脉的起始处,行向前下方,分布到甲状腺上部和喉。

14. 甲状腺下动脉 为锁骨下动脉的甲状颈干的分支,沿前斜角肌内侧缘上行到第 6 颈椎水平,再弓形弯向内下,经颈动脉鞘深面至甲状腺侧叶后面,分为数支入甲状腺,供应其下 1/3 部。该动脉在甲状腺侧叶下极的后方与喉返神经相交叉。

15. 舌动脉 平舌骨大角处发自颈外动脉的前方,行向前内方入舌。

16. 颈筋膜浅层 围绕整个颈部,包绕斜方肌和胸锁乳突肌,形成两肌的鞘;向后附着于项韧带及第 7 颈椎棘突,向前在正中线两侧彼此延续;向上附于颈上界的骨面,向下附于颈、胸交界处的骨面。颈筋膜浅层在下颌下三角和腮腺区分为两层,分别包绕下颌下腺和腮腺,形成两腺的筋膜鞘。

17. 气管前筋膜　紧贴在舌骨下肌群的后面,经甲状腺及其血管、气管颈部及颈动脉鞘的前方,两侧于胸锁乳突肌的深面与颈筋膜浅层相连;上方附于舌骨,下方续于纤维心包。此筋膜于甲状腺左、右侧叶的后外方分为前、后两层,包绕甲状腺,形成甲状腺鞘。

18. 颈动脉鞘　是颈筋膜在颈部大血管和迷走神经周围形成的筋膜鞘。上起自颅底,下续连纵隔。内有颈总动脉、颈内动脉、颈内静脉及迷走神经等。

其余解剖结构详见前述。

第四节　任脉经筋主病及临床表现

1. 遗精、阳痿,或月经不调、痛经、崩漏、带下病,以及小便不利、遗尿等疾病。还可表现为双下肢冰凉,或伴膝关节疼痛,甚至膝关节活动障碍等。

2. 便秘、腹痛、腹胀、腹泻、反胃、呕吐、食欲不振等。

3. 心悸、胸闷、气短、咳嗽等心肺疾病,或产后乳少、乳痈、乳癖、乳房胀痛等乳房疾病。

4. 颈部活动障碍;或出现瘿气、梅核气、咽喉肿痛等;还可表现为中风失语、暴喑、吞咽困难、舌缓流涎、舌下肿痛等症状。

第五节　针　刀　治　疗

一、任脉经筋剑突下解结术

1. 适应证　主要用于恶心呕吐、食欲不振、胃痛、胃炎、胃溃疡等胃脘部疾患；伸腹受限等脊柱关节疾患，如强直性脊柱炎等；咳嗽、哮喘、胸痛、胸膜炎等心胸部疾患。

2. 体位　仰卧位，充分暴露胸腹部。

3. 定点（图 13-1）

（1）剑突下缘骨面定 1 点，左右旁开 2cm 处各定 1 点。

（2）剑突下缘骨面点向上 2cm 定 1 点，左右旁开 2cm 各定 1 点。

（3）两侧肋弓内侧缘骨面寻找筋结点，定 1 ～ 3 点。

注意：以上所有定位均以触及筋结点为依据。另外，这些定点并不是固定不变的，如"剑突下缘骨面点向上 2cm 定 1 点，左右旁开 2cm 各定 1 点"，根据病情需要，可在剑突下缘骨面向上 3cm、4cm、5cm 等处寻找筋结点，亦可作为治疗部位。

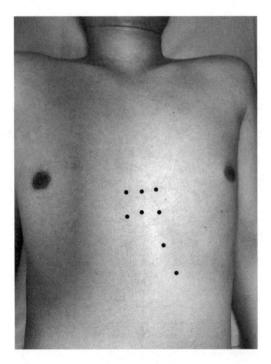

图 13-1　任脉经筋剑突下解结术定点图

4. 针刀操作

（1）剑突下缘中点及左右各旁开 2cm 处点：针刀体与皮肤垂直，刀口线与纵轴平行,按四步操作规程进针刀,加压快速刺入皮肤,缓慢推进,经皮肤、皮下组织,刀下有坚韧感时,即到达胸骨剑突骨面,轻提刀锋,沿骨面切割 2～3 刀,刀下有松动感后出针刀。

(2)剑突下缘骨面点向上 2cm 及左右旁开 2cm 点:操作同(1)。

(3)两侧肋弓内侧缘骨面点:针刀体与皮肤垂直,刀口线与纵轴平行,按四步操作规程进针刀,加压快速刺入皮肤,缓慢推进,经皮肤、皮下组织、腹外斜肌、腹内斜肌、腹直肌、腹横肌,刀下有坚韧感时,即到达肋骨骨面,轻提刀锋,沿骨面切割 2～3 刀,刀下有松动感后出针刀。

5. 典型病案

病例:王某,女,47 岁,职员。主诉:胸闷、气短 1 年,加重 2 个月。患者自诉 1 年前无明显诱因出现胸闷、气短,就诊于某三甲医院,行胸部 X 线正侧位片、24 小时动态心电图检查未见异常,未予诊治。2 个月前出现咳嗽,于当地门诊就诊,予口服中药、雾化吸入等治疗,咳嗽稍有缓解,但仍觉胸闷、气短。现患者为求进一步诊治,遂至我院门诊就诊。症见:患者神清,精神一般,胸闷、气短,伴咳嗽,干咳,无痰,口干,口苦,急躁易怒,纳可,寐可,小便色黄,大便正常,舌质淡,苔薄白,脉细弱。查:胸骨下段至剑突压痛明显,可触及条索;呼吸音清,未闻及干湿啰音。查 X 线正侧位片、24 小时动态心电图、心脏彩超,均未见异常。

诊断:心脏神经官能症。

治疗:任脉经筋行于胸腹部,其损伤后,经筋虚衰,气血失于濡养,任脉气滞不通,可出现胸闷、气短、咳嗽。拟行针刀任脉经筋剑突下解结术,每周 1 次,3 次一个疗程。术后嘱患者 3 日内施术部位禁止擦洗。第一次治疗后,患者即感觉胸闷、气短症状明显好转,经 3 次治疗后患者症状消失,数月后电话随访,病情无复发。

二、任脉经筋颈前解结术

1. 适应证　主要用于瘿气、梅核气,咽喉肿痛,中风失语、暴喑、吞咽困难、舌缓流涎、舌下肿痛等疾病。对于素体阴虚,阴不敛阳,阳气外泄所致的病证亦有独特疗效。

2. **体位** 仰卧位,充分暴露颈前部。

3. **定点**(图 13-2)

(1)胸骨柄上缘骨面筋结点定1点。

(2)双侧胸锁关节胸骨舌骨肌起点处各定1点。

(3)双侧颈横纹与胸锁乳突肌内侧缘交点处各定2~3点。

4. **针刀操作**

(1)胸骨柄上缘骨面筋结点:针刀体与皮肤垂直,刀口线与纵轴平行,按四步操作规程进针刀,加压快速刺入皮肤,缓慢推进,经皮肤、皮下组织、胸锁乳突肌、胸骨,即到达胸骨柄上缘骨面,轻提刀锋,沿骨面切割2~3刀,刀下有松动感后出针刀。

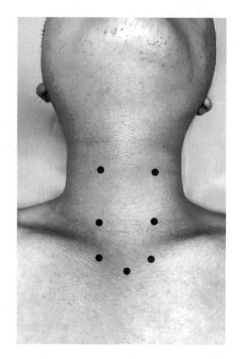

图 13-2　任脉经筋颈前解结术定点图

(2)双侧胸锁关节处胸骨舌骨肌起点:针刀体与皮肤垂直,刀口线与纵轴平行,按四步操作规程进针刀,加压快速刺入皮肤,缓慢推进,经皮肤、皮下组织、胸锁乳突肌、胸骨舌骨肌,刀下有坚韧感时,即到达胸骨柄或锁骨骨面,轻提刀锋,沿骨面切割2~3刀,刀下有松动感后出针刀。

(3)双侧颈横纹与胸锁乳突肌外侧缘交点:针刀体与皮肤垂直,刀口线与颈动脉平行,按四步操作规程进针刀,加压快速刺入皮肤,缓慢推进,经皮肤、皮下组织、颈部筋膜,匀速推进,逐层松解,刀下有"嘣嘣"突破感即可,反复松解2~3刀,刀下有松动感后出针刀。

5. **典型病案**

病例:孙某,女,56岁,干部。主诉:咽部异物感1年。患者1年前无明显诱因出现咽部异物感,咳之不出,咽之不下,每于情绪失落时加重,遂至当地医院就诊,甲状腺功能、喉镜检查均正常,彩超示甲状腺结节,大小不等,余均正常,予西药口服(具体不详)后,症状有所缓解。此后上述症状反复出现,多次检查,结果同前,未经系统治疗。现患者为求进一步诊治,遂至我科就诊。症见:患者神清,精神尚可,咽部异物感,晨起尤甚,咳之不出,咽之不下,偶有声音嘶哑,与情绪变化有关,食纳可,睡眠差,二便正常。舌淡红,苔白腻,脉浮紧。查体未见异常。

诊断:甲状腺结节。

治疗:任脉经筋行于颈前筋膜区,其损伤后可导致肌肉痉挛或形成条索、结节。任脉经筋失司,气血失养,气虚血瘀,气滞痰聚,故见甲状腺结节、咽部异物感;任脉不通,肝经气滞,则有情绪变化时症状加重的表现。本病位于任脉经筋所过之处,查颈前可触及阳性筋结点,故行针刀任脉颈前解结术,每周1次,3次1个疗程。术后嘱患者3日内刀口禁止沾水,注意休息。经4次治疗后,上述症状基本消失。

三、任脉经筋胸骨中段解结术

1. 适应证 适用于乳房疼痛、肿块,乳腺增生、乳腺纤维腺瘤、心脏神经官能症、绝经前后诸症,以及心悸、胸闷、胸痛、气短、背心痛等疾病。在临床实际治疗中,常与手三阴胸部解结术联合应用,尤其与手少阴胸部解结术联合应用最多。

2. 体位 仰卧位。充分暴露胸腹部。

3. 定点(图 13-3)

(1)两乳头连线与前正中线交点处定1点,左右旁开2cm处各定1点。

(2)在(1)定点基础上,根据

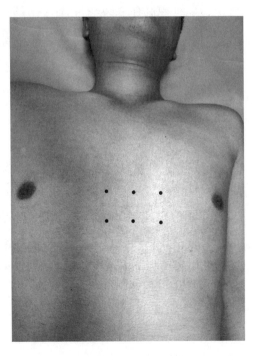

图 13-3 任脉经筋胸骨中段解结术定点图

病情需要,可向上或向下寻找筋结病灶点,向上 2cm 处定 1 点,左右旁开 2cm 处各定一点;或在胸骨上,横平第四肋间隙向下 2cm 处定 1 点,左右旁开 2cm 处各定一点。

4. **针刀操作** 针刀体与皮肤垂直,刀口线与纵轴平行,按四步操作规程进针刀,加压快速刺入皮肤,缓慢推进,经皮肤、皮下组织达胸骨骨面,轻提刀锋,切割 2～3 刀,行适度横行推剥,刀下有松动感后出针刀。如有硬性结节和条索,纵行切数刀。

5. **典型病案**

病例:王某,女,29 岁,职员。主诉:双侧乳房肿块并疼痛 1 年余,加重 1 个月。患者 1 年前因与家人吵架生气后出现乳房肿块并伴有疼痛,以胀痛为主,常于经前加重、经后减轻,疼痛随情绪波动而变化。此后上述症状反复出现,行胸部 X 线正侧位片、性激素六项、肿瘤系列检查,均正常,乳腺钼靶 X 线检查示乳腺增生,患者未经系统诊治。1 个月前,患者上述症状加重。现为求进一步治疗,遂至我院就诊。症见:患者神清,精神尚可,自述双侧乳房肿块并疼痛,以胀痛为主,疼痛随情绪波动而变化,伴见心烦易怒,胸闷胁痛、心悸、汗出,平素月经周期正常,量中,色紫红并夹有血块,舌边尖红,苔薄白,脉弦滑。查体:双侧乳房外上象限可触及肿块,大小为 1～2cm,质地不硬,表面光滑,活动度好,有压痛。双侧乳房彩超检查:双侧乳房腺小叶增生。心电图检查正常。

诊断:乳腺增生症。

治疗:患者因与家人吵架生气而致肝郁气滞,肝气郁结于胸,发为肿块。本病位于任脉经筋所过,在胸骨中段可触及阳性筋结点,故治以任脉经筋胸骨中段解结术联合手少阴胸部解结术。每周 1 次,3 次 1 个疗程。术后嘱患者 3 日内刀口禁止沾水,注意休息,并调畅情志。经 3 次治疗后,双侧乳房肿块较前减小,疼痛症状较前明显缓解,其余症状消失。

(李伟青　汪　婧　田雪梅)

第十四章 督脉经筋

第一节 概　　述

现代医家提出"督脉经筋"概念,指出其主要走行于人体背部正中,其病主要因邪结于筋或经筋受损,导致经筋循行所过之处出现筋结,因而出现脊柱强直、角弓反张等临床症状或体征。目前常用的针刀治疗技术主要有督脉经筋刺骨术、脐下营解结术和骶骨解结术。但在实际临床操作中并不局限于上述,针刀松解技术,应以"督脉生病治督脉,治在骨上,甚者在脐下营"为指导,即经筋循行所过之处的骨突及阳性病灶点均可作为治疗部位。

第二节　督脉经筋循行与分布

起于会阴筋膜区,沿尾骨筋膜区上行,结于骶骨,沿骶尾韧带夹脊筋膜区带上行,结于腰椎、胸椎、颈椎棘突,上行结于枕外隆凸,上至巅顶,经额前交汇印堂,下行鼻根,至鼻尖,经上唇,终结于上唇齿正中。(源于吴汉卿教授"十四经筋肌筋膜动力区带"学术见解)

第三节　相 关 解 剖

1. **尾骨肌**　起自坐骨棘,止于骶骨下端及尾骨外侧缘,覆于骶棘韧带的上面。参与构成盆底,并对骶骨和尾骨具有固定作用。

2. 髂尾肌　起于提肛肌腱弓后份及坐骨棘盆面,止于肛尾韧带以及尾骨侧缘。主要作用为固定直肠。

3. 肛门外括约肌　为环绕肛门内括约肌周围的横纹肌,按其纤维位置可分为以下几部。皮下部:位于肛管下端的皮下、肛门内括约肌的下缘和外括约肌浅部的下方,肌束呈环形,前方附着于会阴中心腱,后方附着于肛尾韧带;浅部:在皮下部之上,肌束围绕肛门内括约肌下部,前方附着于会阴中心腱,后方附着于尾骨下端及肛尾韧带;深部:肌束呈厚的环形带,围绕肛门内括约肌上部,其深层纤维与耻骨直肠肌混合而不能分隔。其前方的许多纤维交叉进入会阴浅横肌,后方的纤维多附着于肛尾韧带。主要作用为控制排便。

4. 会阴浅横肌　起于坐骨结节,横行向内,止于会阴中心腱。几乎是横向穿过肛管前方的会阴浅间隙。

5. 会阴深横肌　位于尿生殖膈两层筋膜之间,肌束横行,起于两侧坐骨支之间,肌纤维在中线上互相交织,部分纤维止于会阴中心腱,收缩时可加强会阴中心腱的稳定性。

6. 会阴中心腱　又称会阴体,为纤维肌性组织,男性位于肛门与阴茎根之间,女性位于肛门与阴道前庭后端之间。在矢状位上,呈楔形,尖端朝上,底朝下,深 3 ～ 4cm。于此处起止的肌肉有肛门外括约肌、球海绵体肌、会阴浅横肌、会阴深横肌、尿道阴道括约肌(女性为尿道括约肌)以及提肛肌。

7. 尾骨　脊椎的末端部分,并形成了盆腔后壁的一部分。尾骨是四个椎体发生融合形成的,其后面基部,通过纤维软骨连接与骶骨形成关节。上接骶骨,下端游离为尾骨尖。

8. 肛尾韧带　为肛管后连接尾骨与肛管之间的结缔组织束。主要由外括约肌的深部和浅部肌纤维组成。在临床上主要分隔为肛门后深、浅间隙。

9. 盆筋膜　为腹内筋膜的直接延续,分为盆壁筋膜、盆膈上筋膜、盆膈下筋膜及盆腔筋膜。

盆壁筋膜:覆盖于骶骨前方的称为骶前筋膜,与骶骨之间具有丰富的静脉丛,直肠切除时,勿剥离撕破此筋膜,以免损伤静脉丛,引起难以控制的出血。覆盖于梨状肌及闭孔内肌表面的筋膜分别称为梨状肌筋膜及闭孔筋膜。盆壁筋膜在耻骨体盆面至坐骨棘之间的部分呈线性增厚,形成盆筋膜腱弓,为提肛肌起端及盆膈上筋膜的附着处。

盆膈上筋膜:覆盖于提肛肌和尾骨肌的上面,为盆壁筋膜向下延续的部分,并向盆内脏器周围移行为盆腔筋膜。

盆膈下筋膜:覆盖于提肛肌和尾骨肌的下面,为臀筋膜向会阴的直接延续。

盆腔筋膜:覆盖于盆内脏器的表面,为盆膈上筋膜向脏器的延续。在脏器周围分别形成筋膜鞘(如前列腺鞘)、筋膜隔(如直肠膀胱隔、直肠阴道隔、膀胱阴道隔)及韧带(如耻骨膀胱韧带、子宫主韧带、骶子宫韧带、耻骨前列腺韧带)等,具有支持及固定脏器的作用。会阴筋膜来自盆腔筋膜,是一个呈冠状位的结缔组织隔,在男性称为直肠膀胱隔,为盆腔筋膜延伸至直肠、膀胱、前列腺及精囊之间的部分。此隔上起直肠膀胱陷凹的腹膜外面,向下经盆膈连于会阴中心腱。两侧附着于盆侧壁。在女性称为直肠阴道隔,位于直肠与阴道之间。

10. **耻骨宫颈筋膜**　向前外侧附着于盆筋膜腱弓。

11. **尿生殖膈下筋膜**　又称深会阴筋膜,衬于尿生殖膈下面的筋膜,是几乎水平伸展穿过尿生殖三角的三角形膜。它贴附于坐骨耻骨支骨膜,尖端附着于耻骨的弓状韧带。

12. **枕骨**　位于颅的后下部,呈勺状。前下部有枕骨大孔。枕骨借此孔分为四部。前为基底部,后为枕鳞,两侧为侧部。侧部下方有椭圆形关节面,称枕髁。

13. **脊髓**　位于椎管内,上端平枕骨大孔处与延髓相连,下端在成人平第 1 腰椎椎体下缘(新生儿可达第 3 腰椎下缘平面),全长约 42～45cm。脊髓呈前后稍扁的圆柱形,全长粗细不等,有两个梭形的膨大,即颈膨大和腰膨大。前者自第 4 颈节至第 1 胸节,后者自第 2 腰节至第 3 骶节。脊髓末端变细,称脊髓圆锥,自此处向下延为细长的无神经组织的终丝,长约

20cm,向上与软脊膜相连,向下在第2骶椎水平以下由硬脊膜包裹,止于尾骨背面。

14. 枕外隆凸　位于枕部,为枕骨向后最突出的隆起。

15. 降眉间肌　位于前额下部,额肌与眼轮匝肌眶部深面以及两眉之间的小块肌肉;其主要作用为降眉间部。

16. 口轮匝肌　环绕于口裂周围。其主要作用为闭合口裂。

17. 顶骨　为外隆内凹,呈四边形,位于顶中部,左右各一。

18. 额骨　是颅前上部的一对膜化骨。位于前额处,后上方紧接着顶骨。额骨分为三部分:①额鳞:是瓢形或贝壳形的扁骨,内含空腔,称额窦;②眶部:为后伸的水平位薄骨板,构成眶上壁;③鼻部:位于两侧眶部之间,呈马蹄铁形,缺口处为筛切迹。它前与筛骨和鼻骨相连,后通过冠状缝与顶骨相连。

19. 鼻骨　两侧上颌骨额窦之间成对的长方形骨板。构成鼻腔上壁的一部分。

20. 上颌骨　成对,构成颜面的中央部,几乎与全部面颅骨相接,可分为一体和四突。上颌体:内含上颌窦,分前面、颞下面、眶面及鼻面。前面上份有眶下孔,孔下方凹陷,称尖牙窝。颞下面朝向后外,中部有几个小的牙槽孔。眶面构成眶的下壁,有矢状位的眶下沟,向前下连于眶下管。鼻面构成鼻腔外侧壁,后份有大的上颌窦裂孔,通入上颌窦,前份有纵行的泪沟。

21. 上唇动脉　起自面动脉。在上唇黏膜层与口轮匝肌之间和对侧吻合,供应上唇、外鼻下段,鼻前庭和鼻中隔前段。有时为鼻中隔前下方出血的主要来源,出血严重者须行上唇动脉结扎术。

22. 寰枕后膜　位于枕骨大孔后缘与寰椎后弓上缘之间。

其余解剖结构详见前述。

第四节　督脉经筋主病及临床表现

督脉经筋病损后可表现为脊柱强直、角弓反张,或脊柱向前弯曲,脊背疼痛,或脊柱无力支撑,牙关紧闭,头痛,四肢抽搐,甚则神志昏迷、发热等;也可表现为背畏寒,男子阳事不举,精冷清薄,遗精,女子少腹坠胀冷痛,宫寒不孕,腰膝酸软;或头昏头重,眩晕健忘,耳鸣耳聋,腰脊酸软,伛偻形俯等。

第五节 针刀治疗

一、督脉经筋刺骨术

《灵枢·官针》云:"凡刺有十二节,以应十二经……八曰短刺,短刺者,刺骨痹,稍摇而深之,致针骨所,以上下摩骨也。""凡刺有五,以应五脏……五曰输刺,输刺者,直入直出,深内之至骨,以取骨痹,此肾之应也。"由此可见,早在《黄帝内经》中即有关于刺骨治疗的记载。《素问·骨空论》:"督脉生病治督脉,治在骨上。"我们可以在督脉经筋循行部位较为突出的骨结构上(如枕外隆凸、棘突)寻找治疗点。颈椎:一般选第7颈椎棘突;胸椎:一般选1、3、5、6、7、9、11胸椎棘突;腰椎:因L_2下为命门,L_4下为腰阳关,故常选L_2、L_4棘突作为治疗点。

1. 适应证 一切督脉之病,尤其阳虚怕风怕冷者。

2. 体位 俯卧位,充分暴露施术部位。

3. 定点(图14-1)

(1)枕外隆凸处下缘定1点。

(2)除寰椎外,根据病情需要,所有脊柱棘突均可作为治疗点。

4. 针刀操作 针刀体与皮肤垂直,刀口线与脊柱纵轴平行,按针刀手术四步操作规程进针刀,加压快速刺入皮肤,缓慢推进,经皮肤、皮下组织,直达筋结点,沿其骨缘切开粘连或瘢痕组织1～2刀,以达到理筋散结、疏通经络的目的,待刀下有松动感后稍摇而深之,轻摇如骨,刺入骨皮质约1mm,起刀。

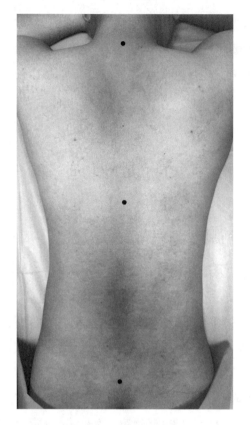

图 14-1 督脉经筋刺骨术定点图

5. 典型病案

案例:杨某,男,46岁,自由职业。主诉:四肢关节冷痛5年,加重1个月。患者自诉5年前无明显诱因出现四肢关节冷痛,晨起后双手晨僵发胀,活动后减轻,就诊于某三甲医院,查类风湿因子、红细胞沉降率在正常范围,C反应蛋白轻度升高,诊断为软组织风湿病,给予甲氨蝶呤片口服治疗。4年来定期体检,各项指标基本正常。1年前,患者自行停药,未发现任何不适,1个月前因受寒后四肢关节冷痛,伴双手近端指间关节轻度肿胀,午后至夜间加重,晨起减轻,遂来就诊。症见:四肢关节冷痛,遇寒加重,得温痛减,双手近端指间关节轻度肿胀,全身发冷。食纳可,夜寐欠安,小便频多,大便正常,舌淡红,苔白腻,脉滑。查体:双上肢皮温低,第七颈椎棘突、第二腰椎棘突、第四腰椎棘突上有条索,压痛明显。辅助检查:类风湿因子、红细胞沉降率、C 反应蛋白均升高,彩超示:双腕关节滑膜增厚,血流信号3 级。

诊断:类风湿关节炎。

治疗:患者四肢关节冷痛已久,属中医"痹证"范畴,且患者目前全身发冷,午后至夜间冷痛加重,晨起减轻。督脉为阳脉之海,总督一身之阳气,且查体患者在第七颈椎棘突(大椎)、第二腰椎棘突(腰阳关)、第四腰椎棘突(命门)处有明显的阳性筋结点,因此考虑患者阳气阻滞于督脉,故行针刀督脉经筋刺骨术。每周 1 次,3 次 1 个疗程。术后嘱患者 3 日内施术部位禁止擦洗,注意休息。经 3 次治疗后,患者周身怕风怕冷症状明显缓解。嘱患者避风寒,适起居,不适随诊。

二、脐下营解结术

1. 适应证　妇科、男科及消化系统疾病。

2. 体位　俯卧位,充分暴露施术部位。

3. 定点(图 14-2)

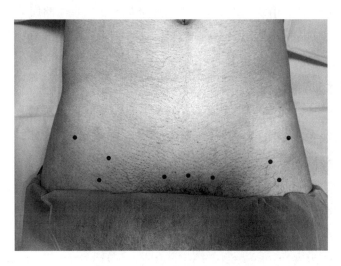

图 14-2　脐下营解结术定点图

(1)耻骨联合上缘中点骨缘定 1 点。

(2)两侧耻骨结节点处各定 1 点。

(3)腹股沟韧带与股动脉交点处向下 2cm 再旁开 2cm 定 1 点,再向上 2cm 腹股沟韧带下缘定 1 点。

在临床治疗中可联合足三阴髋关节解结术共同治疗,所有选点均应以触及压痛或筋结点为依据。

4. 针刀操作

(1)耻骨联合上缘点:详见足厥阴经筋篇耻骨结节解结术。

(2)耻骨结节点:详见足厥阴经筋篇耻骨结节解结术。

(3)腹股沟韧带与股动脉交点处向下 2cm 再旁开 2cm 点:针刀操作时,针刀体与皮肤垂直,刀口线与股动脉走行一致,按针刀手术四步操作规程进针刀,加压快速刺入皮肤,缓慢推进,经皮肤、皮下组织,刀下有坚韧感时,即到达髂腰肌联合腱,穿过髂腰肌联合腱,直达股骨颈骨面,轻提刀锋,纵行疏通、横向剥离 2～3 下,调转刀口线再次进行松解,刀下有松动感后出针刀。

(4)腹股沟韧带下缘点:针刀操作时,针刀体与皮肤垂直,刀口线与股动脉走行一致,按针刀手术四步操作规程进针刀,加压快速刺入皮肤,缓慢推进,经皮肤、皮下组织、髂腰肌,刀下有坚韧感时,即达髂耻隆起骨面,轻提刀锋,纵行疏通、横向剥离 2～3 下,调转刀口线再次进行松解,刀下有松动感后出针刀。

5. 典型病案

案例:王某,女,30 岁。患者自诉 10 年前因受寒后出现经期小腹疼痛,痛连腰骶,经色暗红夹有血块,行相关检查后未明确诊断,外院予针刺、止痛药等治疗,疼痛可轻微缓解;经人介绍来我科就诊,查体时发现患者在耻骨联合上缘、腰大肌处压痛明显。纳可,眠差,二便调,舌暗红,苔薄白腻,脉弦紧。

诊断:痛经。

治疗:脐下营解结术,每周 1 次,3 次 1 个疗程。术后嘱患者 3 日内施术部位禁止擦洗,适当功能锻炼。经 3 次治疗后,患者月经来时,小腹疼痛明显改善。

三、骶骨解结术

1. **适应证** 此术常作为督脉经筋刺骨术的联合技术,用于腰骶部僵硬疼痛,伴下肢胀痛、酸麻不适,如强直性脊柱炎、腰肌劳损等疾病。

2. **体位** 俯卧位,充分暴露施术部位。

3. **定点**(图 14-3)

(1)第二骶正中嵴定 1 点。

(2)双侧骶髂关节处各定 1 点。

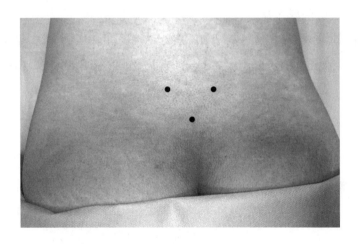

图 14-3 骶骨解结术定点图

4. **针刀操作**

(1)第二骶正中嵴点:刀口线与纵轴平行,刀体与皮面垂直,快速刺入皮肤,经皮下组织,若感觉刀锋下有坚韧感,先疏通剥离 2～3 刀,待刀下有松动感后,轻摇匀速推进,到达骨面,稍摇而深之,进针深度为进入骨皮质约 1mm,再轻摇退针,出针后立即按压止血,局部消毒。

(2)骶髂关节点:刀口线与骶髂关节方向一致,刀体垂直于骶髂关节间隙,快速刺入皮肤,经皮下组织,直达骶髂关节间隙,患者诉有明显酸胀感,并伴有向下肢放射感时,即到达病变部位,疏通剥离 2～3 刀,刀下有松动感后出针刀。

5. 典型病案

案例：王某，女，33 岁，小学老师。患者 2 年前产后出现双下肢冰凉，怕风怕冷，双膝关节冷痛不适，就诊于当地诊所，行针灸及口服中药治疗，症状未见明显缓解。在某三甲医院查风湿四项、自身抗体、性激素六项均正常，给予口服中药治疗，症状时轻时重；半个月前，症状加重，遂来就诊。症见：双下肢冰凉，怕风怕冷，双膝关节遇冷疼痛，得温痛减，自汗甚，疲乏无力，食纳差，睡眠欠佳，小便正常，大便溏薄。查体：第二骶正中嵴附近有条索，压痛明显。辅助检查：双膝关节未见明显异常改变。

诊断：软组织风湿病。

治疗：骶骨解结术。每周 1 次，3 次 1 个疗程。术后嘱患者 3 日内施术部位禁止擦洗，注意休息。经 3 次治疗后，患者双下肢冰凉、怕风怕冷症状明显缓解，嘱其避风寒，适起居。

（李伟青　李福星　田雪梅）

主要参考文献

［1］王海东.常见风湿骨病针刀规范治疗［M］.北京：人民卫生出版社，2014.

［2］阚丽丽，王海东，刘安国.闭合减压刺骨术治疗膝关节退行性变35例［J］.中国中医骨伤科杂志，2016，24（9）：29-32.

［3］陈萍，张叶，王鹏飞，等.针刀足太阳解筋术治疗椎动脉型颈椎病疗效观察［J］.甘肃科技，2020，36（03）：137-139，95.

［4］王若州，杜小正，王海东，等.循经筋选点针刀治疗肩周炎的思路探讨［J］.中华中医药杂志，2022，37（03）：1531-1533.

［5］张旭明，吴晓刚，王海东，等.王海东教授针刀治疗腰大肌损伤腰痛经验［J］.中医临床研究，2022，14（16）：56-57.

［6］王鹏飞，张叶，刘佩瑶，等.《黄帝内经》"荣在骶也"考释及其对针刀督脉刺骨术的指导意义［J］.新中医，2020，52（2）：50-52.

［7］胡乐乐，周强，王海东.扶正固本针刀疗法治疗膝关节骨性关节炎40例［J］.中医研究，2019，32（4）：66-68.

［8］吴汉卿，吴军瑞，吴军尚.十四经筋：肌筋膜区带三关定位图解［M］.北京：人民卫生出版社，2017.

［9］乔龙辉，田雪梅.基于督脉经筋理论应用针刀治疗痹病的探讨［J］.风湿病与关节炎，2021，10（10）：56-58.

［10］张娟，王海东，杨会军.针刀治疗原发性干燥综合征口眼干燥症状疗效观察［J］.中国针灸，2019，39（11）：1173-1176.